頭がいい人、悪い人の健康法

和田秀樹
Wada Hideki

PHP新書

JN110392

はじめに

この本は、名前のとおり、「健康法」の本です。日本で健康法の本というと、コレステロールが下がる食事とか、血糖値が下がる体操とか、血圧を下げる生活というように、悪いとされているデータを下げてくれるような本が多い気がします。

長年、高齢者医療にかかわっていると、**健康というのは、検査データを正常にすることではなく、元気に生きられること**なのだと痛感します。

食生活を変えたり、薬を飲んだりして、たとえばコレステロール値が下がっても、かえって活力がなくなったと感じる人は大勢います。じつは、コレステロールは動脈硬化の危険因子とされていますが、高齢者の意欲を保ち、筋肉量を維持するのに必須な男性ホルモンの材料なのです。

血圧も血糖値も高いときのほうが活力がある、逆に、下げると頭がフラフラするということはざらにあります。かくいう私も、放っておけば最大血圧は200㎜Hg以上、血糖値は600㎎／dℓ超えという重症の高血圧、糖尿病の患者ですが、正常まで下げるとフラフラします。

ですから、血圧は170㎜Hgくらい（これは薬は使っているが量を減らすということです）、血糖値は300㎎／dℓくらい（運動でこの程度に下げていて、それを超えた日だけ薬を飲みます）でコントロールしています。おかげで体調もよく、頭も冴えていて、2022年は60冊も本を出しました。

そういう意味で、本書は、医師の言うことに縛られず、どうすれば元気でいられるかを長年の高齢者医療の経験からお伝えし、逆に、何が高齢者の元気を奪うかを考える内容になっています。

もう一つ、訴えたいのは、死ななければそれでいいのかという問題です。あるテレビ番組を見ていると、司会者もコメンテーターの医師も、日本の新型コロナ対策は成功だったと総括していました。感染者も死者も、欧米より少なかったことが根拠です。

新型コロナが欧米でいちばん猛威をふるっていたときに、アジア人だけは死者が少なかったので、それが政策によるのか、アジア人の体質（欧米人と違って、風邪にかかった経験が多いため、軽い免疫があったという説もあります）によるのかはわかりません。

ただ、私が問題にしたいのは、死ななければそれでいいのかということです。日本はご存じのとおり、世界でいちばん長い自粛政策をとりました。若い人はそれでいいかもしれませんが、高齢者の場合、3年間もろくに外に出ず、人との会話や会合が減れば、足腰の機能も認知機能も確実に落ちてしまいます。

死ななかったかわりに、要介護高齢者が大幅に増える可能性だってあるのです。スウェーデンではそれを避けるために、自粛政策を行わなかったとされています。生命と、ＱＯＬ（生活の質）あるいは身体機能のどちらをとるのかという問題が真剣に論じられたという話は、寡聞にして知りません。

私の考える健康というのは、ただ命を伸ばすことより、少しでも要介護になる時期を遅らせることです。ですから、栄養状態や運動などが大切になるのです。「若い人はそれでいいかもしれませんが」と書きましたが、日光を浴びず、家に閉じこもりがちの生活をしていると、若い人でもセロトニンという神経伝達物質が減って、うつ病になるリスクが増します。

健康という場合、心の健康も考えないと、検査データは正常なのに、毎日、不安な気分で過ごしたり、人生が楽しめないということが生じてしまいます。

私が多くの健康法や、日本の医師は「頭が悪い」と考えるのは、日本ががんで死ぬ国だということが忘れられているからです。前述のコレステロールにしても、免疫細胞の材料なので、その値が低いと免疫機能が落ちてしまうとされています。

この免疫機能というのは、外からの細菌やウイルスだけでなく、体内でできた、できそこないの細胞をやっつけてくれるのでがんの予防につながります。とくに、がん細胞のもとになる、できそこないの細胞をやっつけてくれる免疫細胞は、NK（ナチュラルキラー）細胞といわれます。

この名づけ親とされる順天堂大学医学部の奥村康特任教授によると、NK細胞の活性はメンタルの影響を強く受けるとされています。うつ病になったり、ストレスがあると、NK細胞の活性が落ち、笑うと上がるのです。

コレステロールを下げ、血糖値を下げ、血圧を下げ、体重を落とし、お酒をがまんするなどの健康常識は、すべて心筋梗塞や脳血管障害の予防のためですが、日本では心筋梗塞で死ぬ人の12倍以上が、がんで死んでいます。

欧米では心疾患が死因のトップである国がたくさんあるので、その手の健康法は長寿につながるのでしょうが、日本の場合は、がんを予防するためにストレスを減らし、楽しむことが大切です。とくに、高齢者は、NK細胞の活性が若い人の4分の1くらいに減っているので、その活性を維持し、できれば高めていくことが重大な問題です。

医師の言いなりになって、検査データの数値を正常にすることに喜びを感じられる人はいいでしょうが、がまんすることがストレスになるのなら、検査データはすべて正常なのに、がんで早死にする可能性はかなり大きいのです。

日本の医師の「欧米追随」は、いまに始まったことではありません。本書でくわしく書きますが、ドイツ医学を妄信した森林太郎（鷗外）という陸軍のエリート軍医は、脚気《かっけ》が感染症だと信じて陸軍の食事を変えなかったので、日露戦争では約3万人の脚気死者を出しました。

先進国のなかで唯一、日本でがん死者が増えているのも、日本の医師が欧米の医学を盲信して、心脳血管障害の予防ばかりを患者さんに押しつけ、心の健康や患者さんの幸福感を無視しているからかもしれません。

最後に申し上げたいのは、高齢化が進み、若い頃より衰えた人が多くなると、健康になるということは、マイナスをなくすことだけでなく、いまよりプラスにもっていく必要があるということです。

日本の場合、国民皆保険のおかげで、どんな病気をしても、もとに戻す治療は保険で受けられます。検査データが異常な場合は、それを無理やり薬などで下げる治療が行われます。

ですが、いまより元気になる治療や健康術などは、保険医療の対象になりません。いまより元気になるためには、栄養や運動を足し、あるいは老化して減ってきたホルモン（とくに男性ホルモンや女性ホルモン）を足す必要があります。

こういう「足し算医療」を長年、医師たちはないがしろにしてきました。栄養状態の改善で、日本は長寿化したのに、あるいは国民が若返ったのに、いまだに日本の医学部ではほとんど栄養学を教えようとはしません。本書では、栄養、運動、ホルモンの「足し算医療」も提言します。

とにかく、医師を盲信せず、自分の頭で考えて健康になってほしいのです。「異次元の少子化対策」が仮に成功しても（私にはそう思えませんが）、生まれた子供が労働力になり、自分で稼げる消費者になるのに20年くらいかかります。いま、日本を救うのは高齢者が元気になり、労働力になり、消費者になることです。

私の提言がすべて正しいという僭越なことをいうつもりはありませんし、医学であれ健康学であれ、今後も進歩していくでしょうが、現時点で考えるヒントになれば著者として幸甚このうえありません。

和田秀樹

目次⁂頭がいい人、悪い人の健康法

第2章　頭がいい人は、常に確率で考える

第3章　頭がいい人は、「足し算健康法」を心がける

第4章　頭がいい人は、「心の健康」を軽んじない

エピローグ　待合室の患者さんが元気な病院はいい病院

プロローグ――医師の肩書より統計データを信じなさい

いまよりプラスの状態を望む高齢者に医師は無力

病気やケガをしたとき、日本では誰でも、安い費用でレベルの高い医療を受けることができます。この点、日本は、世界でもトップクラスの恵まれた国の一つです。国民が全員、何らかの公的な健康保険に加入している国民皆保険制度のおかげです。

医師の仕事は、この保険制度の下で病気やケガを治すことです。すなわち、悪くなったところを治し、もとに戻すことが医療のゴールになります。

「そんなこと当たり前だろう」と思われたかもしれません。たしかに、医療には、仕事のストレスで十二指腸潰瘍になったとか、通勤中に転んで骨折したとか、アトピーがひどくて勉強が手につかないとか、あるいはがんが見つかった、糖尿病になったといった、さまざまな不具合をとにかく治して、仕事や勉強の場に復帰させる役割が求められます。

若いときは、普段が健康だからそれでいいでしょう。30代や40代の人なら、マイナスの状態からもとに戻してもらえれば十分というわけです。

ところが、歳をとってくると、もとに戻れば十分ではなくなってきます。とりたてて病気はなくても、いまよりもう少し元気になりたいとか、いまよりもう少しアクティブに仕事をしたいといった願望が湧いてきます。つまり、いまよりもプラスの状態になりたいという要求が出てくるのです。

70歳、80歳になって、もう年齢相応の体でいいと思う人もいるでしょう。その一方で、「80歳だけど60歳頃の体に戻ってマラソンの大会に出たい」とか、「70歳だけど、まだまだ恋愛もしたい」といった願望を持っている人も当然います。

でも、いまより元気にしてくれとか、いまよりプラスの状態にしてほしいという要求に対して、医師は無力です。

日本の医療は平均的なレベルにおいて、世界で見てもかなり高いことは確かです。ただ、それはマイナスの状態をもとに戻すということであって、いまより元気にするという課題がじつは残っているわけです。

健康のプロを自認する医師の思い上がり

そもそも、病気ではないのと、健康で若々しいのとは、別のことです。というのも、病気ではない人とは、マイナス要因がないゼロの状態であり、健康とか若々しいとかはプラス要因を備えている状態のことです。マイナスを埋める治療と、上のランクに上げる方法とは違うのです。

これまでの医学は、病気やケガを治すこと、すなわちマイナスをとにかくゼロまで戻すことに手いっぱいでした。いまよりもプラスの状態にする医学は、少なくとも日本の大学ではほとんど研究されていません。

しかも、保険医療制度は、マイナスの状態をもとに戻すための医療行為のみを対象としているので、病気の予防や、いまよりもプラスの状態にすることに対しては保険が利きません。

そんな理由もあって、医師は、いまよりもよくし、いまよりもプラスの状態にするのが苦手です。そのため、健康を語らせると、あれはダメ、これはダメの〝べからず集〟になりがちです。

世の中の人は医師のことを、どうすれば健康になれるかを教えてくれる専門家と思っていますが、ここに大きな誤解があります。**医師は病気やケガを治す専門家ですが、人を元気にする専門家ではないのです。**

いまより野球がうまくなりたいという人は、チームドクターやトレーナーに相談などしません。ケガをしない方法くらいは教えてもらえるかもしれませんが、上達するための練習や技術を教わることは期待できないとわかっているからです。

野球でもサッカーでも、あるいはテニスやスキーでも、当然のように上手な人から習います。

多くの場合、そのスポーツの経験者で、手本が示せて教えるのもうまい人が指導者になっているものです。

健康法も同じです。以前から私は、いまよりも健康になるとか、長生きを目的とするなら、医師に聞くのではなくて、元気な人や長生きをしている人を見習ったほうがいいと主張してきました。

医師の場合、「このままでは、こんな病気になるよ」と言ってくれるかもしれません。でも、いま以上に健康になる方法とか、長寿のための若返り法は教えてくれません。

ところが、なぜか〝医師信仰〟がすごく強いのが日本人です。医師も医師で、病気を治すことしか学んでこなかったくせに、自分たちは健康科学のプロフェッショナルだと思い込んでいるケースがほとんどといえます。思い上がりといってもいいくらいです。

医師は検査データを見ながら、「この数値が高いから危険です。薬を飲みましょう」と言うことが多いですが、高齢者の場合、検査データが多少よくなったとして、それで元気になるわけではありません。

「脚気＝細菌説」に固執した森鷗外

少なくとも健康科学のプロを標榜《ひょうぼう》するなら、医師も栄養学をきちんと押さえておく必要があります。ですが、医学部では長く、食べ物と健康のかかわりを研究する栄養学が軽んじられてきました。

歴史をさかのぼると、医学が栄養学をあからさまに無視して、悲惨な結果を招いた象徴的な出来事がありました。日清戦争（１８９４～95年）、日露戦争（１９０４～05年）の頃、脚気をめぐって医学と栄養学が対峙したのです。

ご存じのとおり、脚気はビタミンB_1の欠乏によって起こり、末梢神経や中枢神経の障害で全身に倦怠感が出たり、手足がしびれたり浮腫《むく》んだりする病気です。重症になると心不全を起こして死に至るケースもあり、日清戦争では４０００人以上、日露戦争では約３万人の陸軍兵士が脚気で死亡しています。

当時の陸軍では、１日６合の白米が兵食です。茶碗に中盛りにすれば15杯分に相当します。徴兵された当時の若者にとって、白米を腹いっぱい食べられるのは、軍隊でほとんど唯一の楽しみだったのでしょうが、そこに脚気の原因がありました。

まだビタミンの概念がなく、一方で細菌学がスポットライトを浴びていた時代です。細菌学で世界をリードするドイツに留学したエリート陸軍軍医、森林太郎（鷗外）は、脚気は脚気菌による感染症であるとする〝細菌説〟に固執しました。

これに対して、海軍軍医の責任者だった高木兼寛《かねひろ》は、留学先のイギリス海軍には脚気患者がいなかったことから、これは食事＝栄養の問題ではないかと見抜いたわけです。海軍でも、1880年代の初頭まで脚気がはやっていたのですが、食事の改善によって患者は激減しました。海軍兵士の脚気による死亡者は、日清戦争ではゼロ、日露戦争では3人でした。

一般に、海軍は麦飯にしたことで脚気患者がいなくなったとされますが、高木の発案には「海軍カレー」もありました。

ただ、高木の「栄養説」も、すぐに取り入れられたわけではありません。実際の軍艦を使って、9カ月かけた航海による実証実験が行われたのです。その際、イギリス海軍で採用されていたカレーもメニューに上がっています。

実証実験で、タンパク質が豊富で栄養のバランスがよいうえに、大量の調理も簡単なカレーを麦飯にかけて出したところ、脚気患者は激減しました。さらに、カレーのおいしさが海軍の兵士の心を捉えたことから海軍に広まり、さらには日本中に広がっていきました。

話は脱線しますが、ポークカレーが普通に食べられる国は、世界広しといえど日本くらいです。いわゆるカレー文化圏は南アジアから東南アジアですが、インドで牛肉を食べないことはよく知られています。豚肉もまず食べません。

タイは地域性が強く、豚肉のカレー煮込みは北部の料理らしく、一般的なメニューではないようです。

当然、イスラム圏では豚肉は食べません。東南アジアもイスラム教徒が多いので、いわゆるポークカレーが普通に供されるのは日本くらいということになります。

そんな国民食ともいえるカレーの陰には、高木の功績があったことを豆知識として知っておくのもいいのではないでしょうか。

いまでも医学部では栄養学をほとんど教えない

エリート軍医の森が脚気菌による〝細菌説〟に固執したのに対して、高木は、「イギリス海軍には脚気の患者がいない」という事実を観察します。そして、現場主義で対策を実践したわけです。

当時の日本では脚気と結核が国民病とされていましたが、イギリス海軍ではそのどちらも問題になっていなかったようです。高木は、日本人のタンパク質不足と炭水化物の過剰摂取に問題があると見て、カレーを導入したのでした。

原因の究明を優先する当時の東大医学部と陸軍のグループは、細菌を発見しようと無益な努力を重ねます。それだけでなく、高木や海軍の栄養説を批判、嘲笑しているのですから、いささか質《たち》が悪いといえます。

1910（明治43）年、農芸化学者の鈴木梅太郎が米ぬかからオリザニン（ビタミンB_1）を抽出し、脚気の予防や治療に有効とわかるまで、権威主義にとらわれた人びとは〝細菌説〟を捨てることはありませんでした。

こうした史実があるにもかかわらず、医学の世界ではいまだに栄養学が軽視されているのが現状です。権威主義がはびこる医学部では、理屈を信じて結果や現実を軽視する悪弊がいまも続いています。

私の知るかぎり、栄養学の講座がある医学部はほとんどありません。健康な体であるために、栄養学は基礎となる最も重要な学問ですが、医学部では栄養学をまず教えていないのです。**栄養学を学んでいない医師の健康法など、当てにはなりません。**

新型コロナに感染しなければ健康なのか

医師の唱える健康法では、しばしば理屈を信じて結果を軽視することが起こります。その典型が、今回のコロナ禍です。

理屈からいえば、感染を予防するには、たしかに他人と接触しないように、どこかに閉じ込めておけばいいわけです。実際、国や自治体は「不要不急の外出を控えましょう」と、自宅にこもっているようさんざん呼びかけました。重症化のリスクが高いとされる高齢者は、感染を恐れて本当に自宅にひきこもったのです。

流行当初の新型コロナウイルスは、いきなり肺で増殖し、重症化すると免疫の暴走を引き起こして死亡する患者さんが相次いだため恐れられたのですが、のちに登場したオミクロン株は変異によってまるで別の性質になっていました。のどで増殖して重症化もしないので、従来の風邪と危険度においてはほとんど変わりません。

そもそも、普通の風邪の場合も、コロナウイルスが原因となるケースがありました。重症化することもほとんどないのに、「新型」という名前だけで、他人との接触を控えることが杓子《しやくし》定規に適用されました。

しかし、新型コロナウイルスに感染しなければ、健康で万事ＯＫというわけではありません。自宅にずっとこもっていると、足腰が弱って歩けなくなったり、うつになったり、さまざまな弊害が生じます。これがいま、まさに表面化しつつある段階でしょう。

多くの高齢者は、外出することが極端に減りました。スーパーマーケットでの買い物など必要最小限の外出だけで、ひたすら自宅で過ごすようになり、生活習慣が大きく変わった人が少なくないのです。新型コロナウイルスによる感染症を防ごうとするあまり、結果的に不健康な日本人を大量に生み出した可能性があります。

健康法が本当に効果的かどうかは、その結果でしか判断できません。理屈にどんなに筋が通っていたとしても、結果がともなわなくては価値がないのです。とくに高齢者の場合、求められるのは「健康を維持して人生を長く楽しむ」ということでしょう。

陸軍軍医であった森林太郎が脚気を感染症だと主張しつづけたことや、今回の新型コロナへの国の対応などを見ていると、偉い医師や国など権威のある筋が言ったことが、いい結果をもたらすとはかぎりません。

「待てよ。それは根拠のある話なのか」と、自分でちょっと考えてみる――私は、その習慣を日本人に身につけてもらいたいと思っています。どうも日本人は、医師が言ったことを鵜呑《うの》みにする人が多いようです。

先述したように、医師はマイナスをゼロにする専門家ではあっても、いまの状態よりプラスにする専門家ではありません。健康になるために、必要以上に信用するのは考えものです。

先日、内閣府から、「ひきこもり」が146万人と推計されることが発表されました（「令和4年度 こども・若者の意識と生活に関する調査」）。ひきこもりは、青少年期に発症する心の病と思われがちです。ところが、40歳以降にひきこもりになる人が全体の6割以上を占めています。

ひきこもりになる主な理由として、およそ5人に1人が、「新型コロナウイルスの流行」をあげており、コロナ禍により外出しなくなったことが背景にあると思わせる結果となりました。

歳をとるほど理屈どおりにはいかなくなる

高齢になると、自然のなりゆきとして、体の機能が低下します。たとえば、肝臓や腎臓などの代謝機能が低下するため、薬を飲んだとき、体内で処理されるスピードが遅くなります。その結果、薬の効果が長く続いたり、副作用が表れやすくなります。

また、胃腸の動きが鈍くなったり、体内の水分量が減少したりするため、薬の吸収や体内での分布も、若い人と同じように考えることはできません。

こうした要因が重なることで、高齢者では薬の効き方一つとっても個人差が大きくなります。何ごとも理屈どおりにはいかなくなってくるのです。

くわしくはあとの章で触れますが、私は、高齢者による交通事故の原因は、運転中に意識障害を起こした可能性があるとにらんでいます。風邪薬を飲んだとか、血糖値を下げる薬を飲んでいるとか、若い人なら問題のない用法でも、高齢者ではふらふらになるケースをよく見ているからです。

また、私たち老人医療の専門医は、低血糖の害が大きいことをよく体験しています。というのも、歳をとると誰でも動脈硬化が起こって、血管の壁が厚くなり、血液の通り道が狭くなってきます。

この状態で低血糖を起こすと、脳にブドウ糖が届きにくくなるため、意識が混濁したり、言葉が出なくなったりして、ボケたような症状が出るのです。案外、こうしたことを知らない医師が多いため、高齢者にとっては過度となる食事制限を進めるケースも出てきます。

権威のある医師が陥る「欧米追随」の罪

大学の教授や権威のある人が発言すると、何でも正しく思えるかもしれません。でも、この本で私が言いたいのは、「医師の肩書より統計データを信じなさい」ということです。

本来、新しいデータやエビデンス（科学的な根拠となるデータ）によって、従来の定説が誤っていることが判明すれば、ただちに改めるのが本来の医学研究のはずです。事実の前に真摯でなくては、科学研究とはいえません。

それなのに、客観的なデータをいんちき扱いして旧来の説を変えないとか、**旧来の説や治療法が誤りだとわかったあとも、自分の不勉強を棚に上げて改めない医師がたくさんいます。**

「やせたほうが健康にいいから肉を減らしなさい」

「高齢者は肉を食べないほうがいい」

と指導する医師がいまだにいますが、**統計データでは、いちばん長生きなのは肉を食べて小太りの人ということが明らかになっています。**

こういう指導をする根拠は、突きつめると、「アメリカがそうしていたから」にすぎません。体格や食生活、疾病構造などを考慮することなく移入して、自分たちが正しいと主張しつづけているのです。

先述のように、陸軍がドイツ医学の細菌説に固執したことを思い起こさずにはいられません。

権威ある医師は、いまも「欧米追随」といっても過言ではありません。いくら犠牲が出ても、前と治療方針を変えようとしない医学界の体質も変わっていません。

旧来、信じられていた説に固執し、新しいデータが出ても変えようとしないのは、「頭がいい人」とはいえません。

「頭がいい人」の健康法の最初に、あらためて「医師の肩書より統計データを信じなさい」と記しておきたいと思います。

偉い人が「頭がいい」とはかぎらない

『患者よ、がんと闘うな』（文藝春秋）などの著書で知られる近藤誠医師は、過激な発言も多かったですが、彼が注目されたのは、乳がん治療の乳房温存療法と旧来型の乳房を全摘出する手術で、5年生存率は変わらないという海外のデータを発表したことでした。

本来なら、そんなデータが出れば検証してしかるべきなのに、乳がんの手術を手がけてきた外科医たちはカンカンになって激しく攻撃したのです。患者さんには、「全摘しないと転移して死にますよ」と脅し、温存療法を試みようとする医師には、「大学に戻れなくなるぞ」と圧力をかけたので、日本では旧来型の全摘手術が続きました。

そのため、温存療法が早期乳がんの標準治療になるまでに15年もかかったのです。この間に、無駄に乳房を全摘出されたり、大胸筋まで切り取られて腕が上がらなくなったりした女性は気の毒としかいいようがありません。

また、イギリスやアメリカの大規模調査で、血糖値を正常より高めでコントロールしたほうが死亡率は低いというデータが出ても、血糖値のコントロール目標を日本で改めるのに6年もかかっています。

この間に、血糖値を下げすぎた治療で亡くなった人が相当数いるはずです。というのも、アメリカでの大規模調査では、血糖値を正常まで下げようと厳格にコントロールした群は、ゆるやかにコントロールする群と比べて、ずっと死亡者が多かったため、調査を3年半で中止していたのです。

欧米追随の体質にもかかわらず、すぐに後追いするわけではないのです。そこから垣間見えるのは、自分たちの権威のために欧米の学説やデータを利用している医学界の体質です。

繰り返しになりますが、何よりもまず、肩書より統計データを信じなさい。

「偉い先生が言っているから」とか「有名な医師が唱えているから」と、何でも鵜呑みにするのではなく、客観的なエビデンスがあるかどうかを確かめる姿勢からスタートしましょう。

第1章

頭がいい人は、「がんで死ぬ国の健康法」を考える

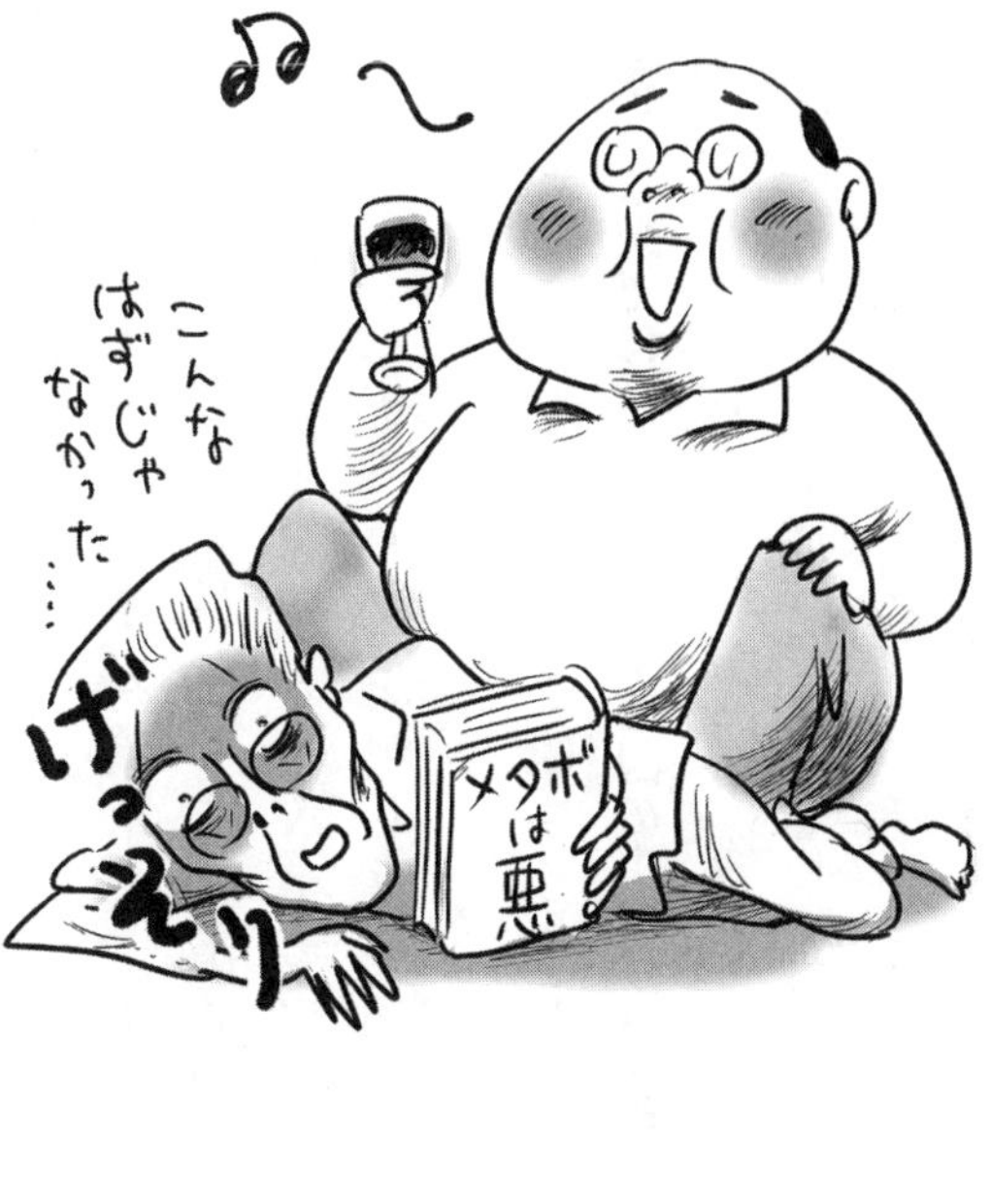
こんなはずじゃなかった……
げっそり
メタボは悪

いま信じ込まされている健康法の正体

読者のみなさんのなかには、歳をとったら肉は控え目にして、野菜中心の食事にするのが健康にいいと思っている方がいるかもしれません。長年にわたって肉食は体に悪いとやかましくいわれてきたため、これは半ば〝常識〟といえるくらい広まっています。

でも、これは、欧米人の健康法であって、日本人には当てはまりません。というのも、**肉類をたくさん食べて肥満が多い欧米では、多くの国で死因の1位が心疾患**だからです。

肉類を多食していると、動脈の壁にコレステロールが溜まって動脈硬化となり（これは現在では否定されている学説です）、血圧が上がり、血管が詰まりやすくなって心筋梗塞のリスクが高くなる――そう考えられてきたため、**欧米の医師たちは、「肉を食べ**

日本人の死因の１位は「がん」

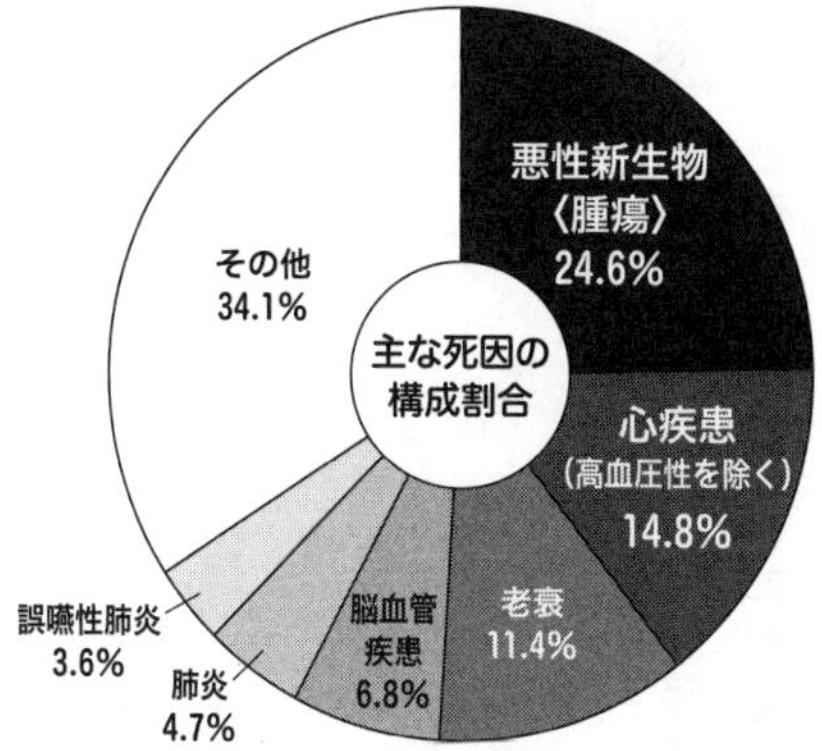

出所）厚生労働省「2022年 人口動態統計月報年計（概数）の概況」

すぎてはいけない」と指導してきたわけです。すなわち、**心疾患で死ぬ国の健康法です。**

日本でも「メタボリックシンドローム」（通称「メタボ」）が不健康の象徴のように思われています。ご存じのとおり、メタボとは内臓脂肪が蓄積することによって、肥満症、高血圧、高血糖、脂質異常などが引き起こされることで、肥満のなかでもとくに動脈硬化が進みやすい状態です。

「メタボにならないようにしましょう」という呼びかけの目標は、動脈硬化を遅らせて心筋梗塞などの心疾患を減らすことにあります。

一方、**日本は、がんで死ぬ国です。**毎年、厚生労働省が発表する「人口動態統計」によると、日本人の死因の第1位は「がん」で、２０２２年の統計では約25パーセントの人ががんで亡くなっています。心疾患は約15パーセントとがんの6割程度ですが、急性心筋梗塞に限れば、その12倍以上の人ががんで亡くなっているのです。

それなのに、肉を食べすぎるのは体に悪いから減らそうとか、太りすぎはよくないからやせようという欧米型の健康法が、そのまま移入されているわけです。

「がんの予防にはならなくても、心疾患の予防になっているのでいいのでは？」

「太りすぎは健康によくないのでは？」

と思っている人もいるかもしれませんが、それは違います。**心疾患の予防が、がんのリスクを高めている**のです。

疾病構造の違いも考えず、日本人にそのまま当てはめようとすると、さまざまな弊害があることを知っておく必要があります。

コレステロール値が高い人ほどがんになりにくい

コレステロール値がやや高めの人が最も長生きする

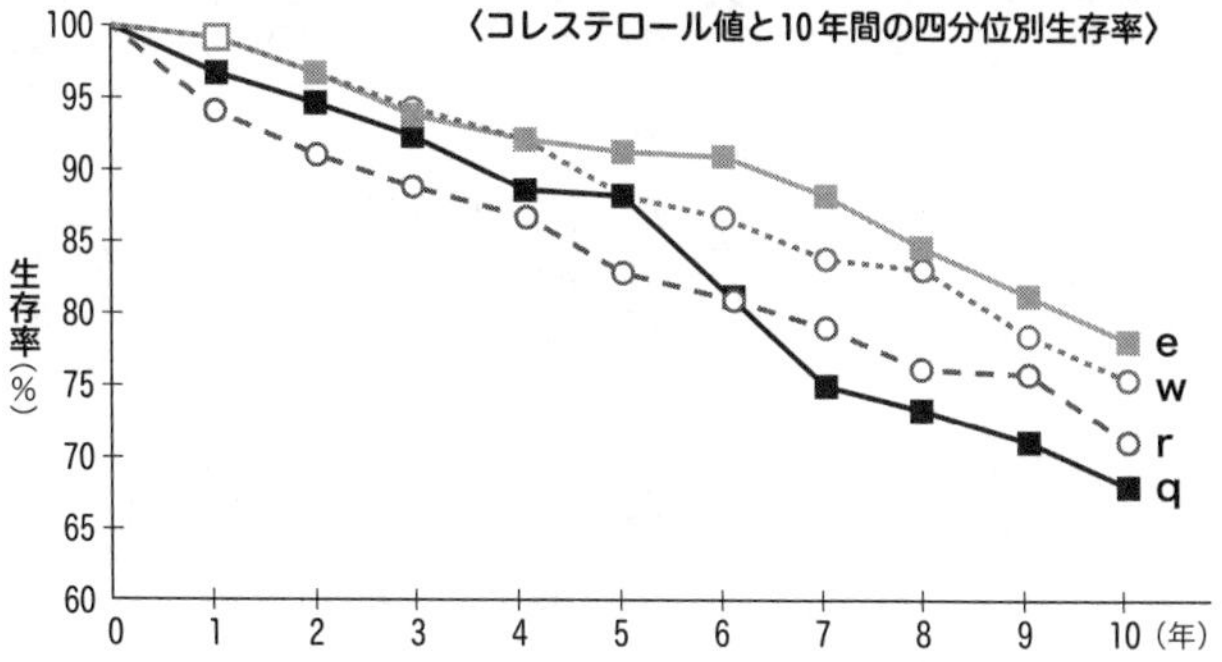

q 第１四分位（男〜169 mg/dℓ、女〜194 mg/dℓ）　w 第２四分位（男170〜189 mg/dℓ、女195〜219 mg/dℓ）
e 第３四分位（男190〜219 mg/dℓ、女220〜249 mg/dℓ）　r 第４四分位（男220 mg/dℓ〜、女250 mg/dℓ〜）

出所）東京都老人総合研究所（現・東京都健康長寿医療センター）「小金井研究」

私が、高齢者に「肉を食べましょう」と勧めると、多くの方から、「でも、コレステロールが心配なんです」と返ってきます。みなさん、コレステロールには善玉と悪玉があることなどもご存じなのですが、基本的に健康を蝕《むしば》むものとして忌み嫌われているようです。

しかし、コレステロールは、私たちの体に必要なものなのです。おもに体内でつくられており、大切な役目を持っています。

70歳の高齢者を対象に15年間にわたって追跡調査した、東京都老人総合研究所（現・東京都健康長寿医療センター）の「小金井研究」によると、最も長生きするのは、男性ではコレステロール値が190〜219mg／dℓ、女性は

２２０～２４９㎎／dℓの正常よりやや高めのグループでした。

一方、コレステロール値が、男性では１６９㎎／dℓ未満、女性では１９４㎎／dℓ未満の低いグループが、いちばん死亡率が高かったことが明らかになっています。

このことから、コレステロール値が正常であることが長生きにつながるわけではなく、まして低いと明らかに寿命を縮めていたことがわかったのです。

また、ハワイの住民に対する調査によると、コレステロール値が高くなると、心筋梗塞などの虚血性心疾患が少しずつ増加し、２４０㎎／dℓを超えると急増していました。ところが、**コレステロール値が高い人ほどがんにかかりにくく、低い人ほどなりやすい**ことも判明したのです。

コレステロールが悪者として見られがちなのは、動脈硬化を促進し、心筋梗塞のリスクを高くするとされるためですが、コレステロール値が高いと**本当に体全体に悪いのかどうかは、じつはよくわかっていない**のです。

免疫学者には、コレステロール値が高いほうが長生きできると考える人が少なくありません。コレステロールは細胞膜を構成する重要な物質であり、免疫細胞にも必須であるのです。

免疫機能がとり逃したがん細胞が増殖

　みなさんもご存じのとおり、免疫とは細菌やウイルスなどの異物が体に侵入するのを防いだり、攻撃して排除したりする能力のことです。

　私たちの体内では、ウイルスや紫外線、それ以上に加齢によってDNAのミスコピーが起こり、できそこないの細胞がつくられ、その一部ががん細胞となって増殖していくわけです。これらを、ごく小さなうちに排除しているのが免疫です。

　免疫学の専門家に聞くと、がん細胞の増殖が始まっても、100個とか1000個といった数なら免疫によってやっつけることができるのだそうです。これがミクロン（1000分の1ミリ）単位の微小ながんの段階です。

　人間は誰しも、このくらいの目に見えないがんを体内に持っているのですが、免疫が働くことで大きながんにならずに防いでいるわけです。

がんが1～2センチメートルの大きさになると、健康診断などで見つかるようになります。発見されるがんとしては小さなサイズですが、こうなるとがん細胞は数千万～兆の単位になっているので、免疫ではがん細胞をやっつけることができません。手術などでがん細胞を切除するしかないのです（がんを取り去ったほうがいいとはかぎらないという問題もあるのですが）。

がんの種類にもよりますが、できそこないの細胞ががん細胞として増殖し、発見できる数センチメートルの大きさになるまでには、数年から10年以上の時間がかかります。したがって、がん検診で初期のがんが見つかったという場合、何年も前に免疫機能がとり逃したがん細胞が増殖したと考えられます。

免疫の活性は、さまざまな原因で高まったり弱くなったりしますが、何らかの原因で、免疫の活性が下がった状態が続いていたのかもしれません。免疫細胞に必須であるコレステロールの不足も、免疫機能が低調となる原因の一つとなります。

こうしたことから、**心疾患で死ぬ人が多い国は、コレステロール値を低めにしておいたほうがいいのです。逆に、がんで死ぬ人が多い国は、コレステロール値をむしろ高め**

にしておいたほうがいいといえます。

免疫機能が活性化していれば、新型コロナや肺炎といった感染症にもかかりにくくなるうえ、がん化する細胞もしっかり排除されます。がんで死ぬ国・日本では、まず**免疫力を保つことを、「頭がいい人」の基本的な健康法として覚えておきましょう。**

欧米の健康法から抜け出せない医師たち

「心疾患で死ぬ国」と「がんで死ぬ国」の疾病構造の違いや、人種的な違いを考えずに、欧米の健康法をそのまま移入しているのが日本の実情です。多くの欧米諸国の死因トップは虚血性心疾患であり、がんは少ないのですが、これは肉類を大量に食べているからとも考えられます。

あとから述べますが、肉は効率的にタンパク質を補給できる食材です。筋肉の落ちてくる高齢者は、むしろ積極的にとるべきです。立ち上がったり、出歩いたりするために、歳をとればとるほど筋肉は重要です。家にこもりがちになると、意欲や好奇心が失われ、ますます活動量が落ちるため急速に老け込んでしまいます。

ところが、日本の医学界では、「高齢者は肉を食べないほうがいい」と喧伝《けんでん》していますが、私はこれが許せません。

メタボリックシンドロームを日本で提唱した医師たちは、いまもメタボにならない食生活を広めることに熱心です。関連する学会や講習会などでは、相も変わらず太っていることのリスクやコレステロールの害を説いています。これは由々しき事態です。

学会で中心的な立場にいる医師本人もガリガリにやせているので、本人も信じているのでしょう。科学的な態度の第一歩は、ありのままに事実を捉えることですが、彼らの態度は「信仰」に近いといえます。

ただし、メタボリックシンドロームの提言者である松澤佑次氏はやせようとしないことで知られ、82歳のいまでも元気にしています。つまり、ちゃんと本当のことがわかっている学者もいるのでしょう。

人種が違えば、体のつくりや食生活も違うので、健康常識が変わるのは当然です。本来は、日本人の食事量や体質に即した健康法を伝えるべきですが、日本の医学界はそのデータを集めていません。そのため、欧米にならって、表面的に「肉食を控えるように」と患者さんに伝えることしかしないのです。

小太りの人がいちばん長生きする

中年以降の多くの日本人が、健康を保つためにメタボになってはいけないと刷り込まれています。そのため、太っているのは健康に悪いというメッセージが広まりすぎて、60代以降になってもダイエットを心がけている人が当たり前のようにいます。

たしかに、内臓脂肪を過剰に蓄えるのは、健康にはマイナスかもしれません。しかし、それ以上に、メタボへの反動によって、多くの中高年がやせなければと過度に考えている現状のほうが、私はずっと危ういと思っています。

というのも、60代以降のダイエットは健康には直結しないからです。やせたからといって、健康で長寿になるわけではありません。むしろ、心身の若々しさを失い、健康を遠ざける結果になります。実際、小太りの人が長生きするという、はっきりしたデータがあります。

メタボに関連して、中高年の健康管理の指標の一つとして定着しているのがＢＭＩです。ご存じのとおり、ＢＭＩとは、「体重（kg）÷身長（m）の2乗」で導き出される数値で、この数値がＷＨＯ（世界保健機関）による「普通」の基準とされる18・5〜25の間に収まっていれば、健康だと考えられています。

ですが、世界中のさまざまな統計データを見ると、ＢＭＩの数値が25を超えた人のほうが、長生きする傾向が明らかに表れています。

２００９年に日本で発表された研究結果では、40歳時点の平均余命が最も長かったのは、男女ともにＢＭＩが25〜30の人でした。一方、平均余命が最も短かったのは18・5未満の人です。両者の間の平均余命を比較すると、男女ともにＢＭＩが高い人のほうが、6〜7年ほど長生きすることが判明しています。

２００６年にアメリカで行われた「国民健康栄養調査」でも、ＢＭＩが25〜29・９の人が最も長生きであり、18・5未満の死亡率はその2・5倍も高かったのです。つまり、ちょっとぽっちゃりした小太りの人がいちばん長生きしていることがはっきりと

東北大学が11年間追跡調査した結果（2009年）

〈40歳の人の平均余命のランキング（宮城県内の40〜79歳の男女約4万5000人）〉

1位	小太り（BMIが25〜30未満）	男性40.5年	女性47.0年
2位	標準（BMIが18.5〜25未満）	男性38.7年	女性46.3年
3位	肥満（BMIが30以上）	男性37.9年	女性44.9年
4位	やせ（BMIが18.5未満）	男性33.8年	女性41.1年

！ 男女とも「小太り」の人は「やせ」の人より6〜7歳長生きする。

表れています。

もちろん、BMIが30を超えるような太りすぎになると、心筋梗塞などのリスクが高まりますから、程度の問題です。それでも、やせている人より平均余命は長いので、いかにやせることが危険であるかがわかるでしょう。

アメリカでは、太りすぎて歩けなくなったり、手術で食事による栄養摂取を制限したりするといったケースがよく見られますが、日本ではそんな人はまずいません。せっかくいい状態にあるのですから、やせる必要などまったくないでしょう。

小太りの中高年が、メタボ予防のためにやせなければいけないとか、メタボが怖いから肉は控えようと過剰に反応するのは、「頭がいい人」の行動様式ではありません。

いまだにダイエット本が次々と登場して、新奇なやせ方を紹介しています。そして、テレビが、それを情報番組などで放送するわけです。データに基づいて判断できる「頭がいい人」は、惑わされることなどないでしょうが、そうでない人をミスリードするこうした出版や報道のあり方に、私は大きな疑問を感じています。

肉食を控えることは死を招く

厚生労働省の調査によると、いま70歳以上の日本人は、じつに5人に1人がタンパク質不足だといわれています。高齢者は肉を控え、野菜中心の食事が体にいいと思い込まされた結果、タンパク質が不足しているという事情もあるのでしょう。

欧米化してきたといわれる日本人の食生活ですが、それでも1日当たり100グラムほどしか肉を食べていません。これに対して、アメリカ人は300グラムほど食べています。このくらい食べているなら、その量を減らして肥満や動脈硬化を抑え、虚血性心疾患を減らそうとするのもわかります。

しかし、1日当たり100グラムにも満たない日本人の場合、ましてや食の細くなっている高齢者ならなおさら、もともと少ない肉をさらに控えてしまうことになります。

昭和50年代半ばまで、日本人の死因トップは脳卒中（脳血管疾患）でした。その頃までの日本人は、タンパク質が不足していたからです。厚生労働省の統計を見ると、当時の日本人は、肉類を1日当たり約68グラムしか食べていません。

本来、若く健康な人の血管は、ゴムのように弾性があるものです。ですが、材料となるタンパク質が不足していると血管はもろくなってしまい、血管が破れやすくなるのです。

かつては一般的だった、ご飯、メザシ、納豆、漬物、味噌汁といった食生活では、塩分が多くてタンパク質が少ないので、血圧は高くなり、血管はもろくなります。これでは血管が破れるのも無理はありません。実際、当時は150㎜Hgくらいの血圧で脳出血を起こした人が多かったようです（いまは、このくらいの血圧で脳出血を起こすことはほとんどありません）。

秋田県では、昭和60年代まで脳卒中が死因のトップでしたが、塩辛い漬物とご飯が中心で、タンパク質の少ない伝統的な食生活が大きな要因でした。その後、減塩運動が進められたことで、秋田県では脳卒中が減少しました。ただ、その理由について、減塩ばかり強調されますが、タンパク質の摂取量が飛躍的に増えている点も見逃してはいけません。

しかも、タンパク質が不足していた頃の秋田県は、全国的に見て自殺が目立って多かったのですが、これも減少しています。**肉を多く摂取するようになって、セロトニンや男性ホルモンが増え、うつに陥りにくくなっている**面があると考えられるのです。

肉に多く含まれるトリプトファンはセロトニンの材料ですし、コレステロールは脳にセロトニンを運ぶことにかかわっています。

さらにいえば、コレステロールは、男性ホルモンであるテストステロンの材料です。男性ホルモンは活力の源泉であり、男女どちらの体でもつくられていて、行動意欲に大きくかかわっています。

肉に含まれているコレステロールを目の敵《かたき》にしている人もいますが、人間にとって必要な栄養素であることは忘れてはいけません。

精神状態が免疫機能に大きく関係している

日本は、がんで死ぬ国だという話に戻しましょう。

先に少し触れましたが、がんの発症を防ぐには、免疫機能が重要な役割を果たしています。つまり、がん化する可能性のあるできそこないの細胞を排除できるかどうかは、私たちの体に備わっている免疫機能の状態にかかっているわけです。

年齢を重ねれば重ねるほど、全身の細胞は何度もコピーを繰り返しています。それだけに、ミスコピーによって、できそこないの細胞がつくられる確率も高くなります。

この、できそこないの細胞を掃除してくれるのが、ＮＫ細胞に代表される免疫細胞です。でも、これも加齢によって機能が低下します。ＮＫ細胞ができそこないの細胞を食べ切れないとか、見逃してしまうと、その一部ががん細胞のもととなってしまうのです。

ただ、その場合も、免疫力が高く、免疫機能がしっかり働いている人のほうが予後がいいのです。これは、体じゅうに撒き散らされたがん細胞をやっつけることで、転移や増悪、再発を減らすことにつながるからです。

がんの手術を受けて、転移が見つからなければ、意図的に免疫力を上げておくことが重要で賢いやり方です。

では、どうすれば免疫力は上げられるのでしょうか。一般に免疫機能を良好に保つには、次にあげる四つを守るべきだとされています。

①規則正しい生活
②十分な睡眠
③バランスのとれた食事
④ストレスを溜めない

仕事を命じられるままに頑張って睡眠不足、食事はコンビニ弁当……という生活は免疫力を低下させます。かつて、「24時間働けますか」という栄養ドリンクのテレビコマーシャルがありましたが、免疫機能から見ると最悪です。

テレビの健康情報番組などでは、よく免疫力を高くする食品として、ショウガがいいとか、緑茶がいいなどと紹介されています。こうした食品は、栄養のバランスがとれた食生活をしたうえで摂取することが大切です。偏った食生活をしているのに、こうした食品ばかりとるのは、「頭が悪い」といわざるをえません。

太めの人やコレステロールが高めの人が長生きするのは、栄養状態が良好なほうが免疫状態がよいからです。歴史的に見ても、栄養状態がよくなると結核などの感染症が劇的に減っています。

また、腸には免疫細胞が集中しています。腸に活発に働いてもらうためには、温度が関係するので冷やさないほうがよく、体温も高く保つことが重要です。免疫力を重視する漢方では、薄着や冷たい飲み物を控えるよう推奨しています。

さらに、免疫機能に大きく関係しているのが精神状態です。うつ症状にあった人が、あとからがんになるというケースは比較的多くあります。ストレスを低減することは、うつを予防する以上に、免疫機能に影響することを覚えておきましょう。

精神科の領域と免疫の関係を研究する、精神神経免疫学というジャンルの研究が進み、脳は内分泌系、自律神経系を介して、免疫系に影響を及ぼしていることがはっきりしてきました。

一方、免疫系から脳に対しても情報が送られています。

「うつ病になると、NK細胞の活性が下がる」

「笑っていると、免疫機能が上がる」

といったことは、一般にもよく知られるようになりました。

注意すべき点として、免疫機能のためにいいからといって、先にあげたような生活習慣にとらわれすぎないことです。規則正しい生活も、十分な睡眠も、バランスのとれた食事もたしかに大切ですが、気にしすぎるのはかえってストレスになります。1週間のなかで1、2日くらい守れない日があっても、気にしなくて大丈夫です。

また、がまんして節制することが健康にいいと思われがちですが、免疫と脳や心の関係を考えると、過剰な節制生活はむしろデメリットになります。がんに立ち向かう

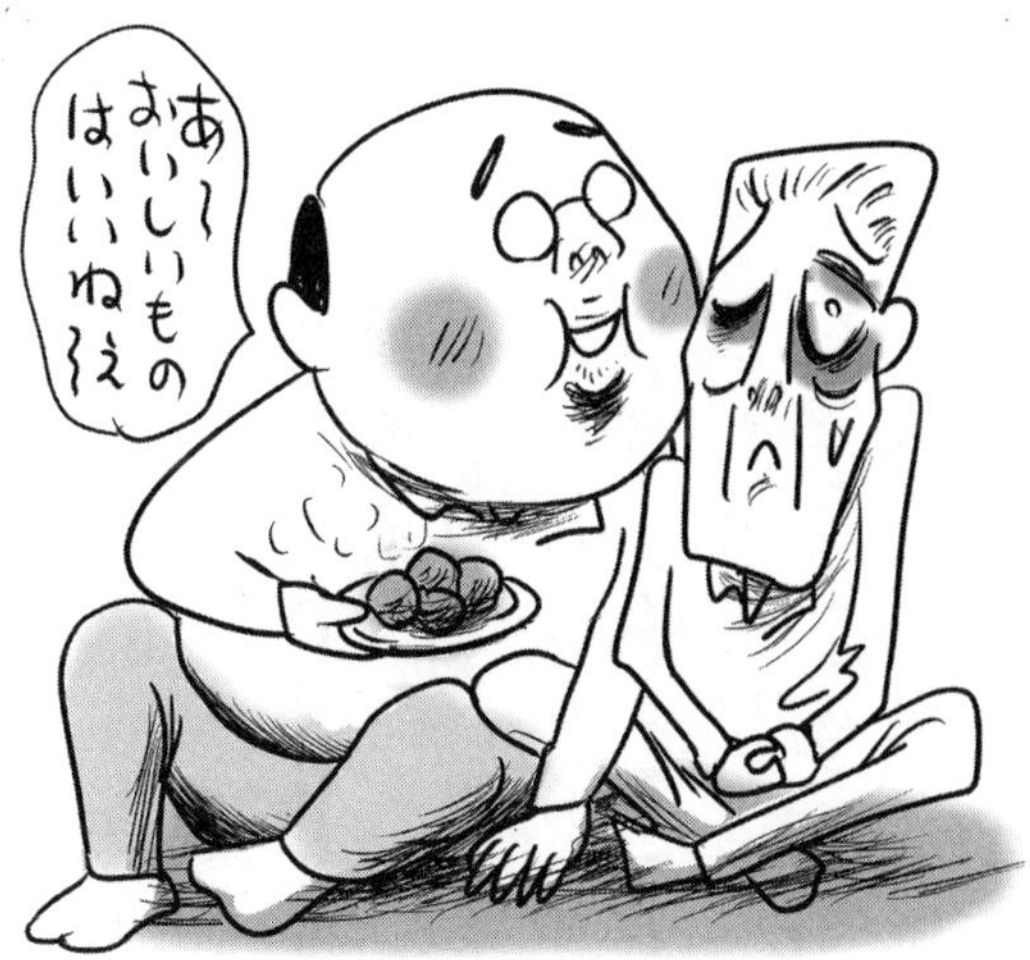
あ〜おいしいものはいいねえ〜

免疫細胞は、節制のストレスによって減りかねないからです。

私は、好きなことをしておいしいものを食べる、ストレスがなく栄養状態をよくするほうが、節制を心がけてがまんするよりも、がんのリスクを減らすことにつながると考えています。

「がんになったとき」を考えておく

がん検診は、がんを早期発見するために受けるのであって、がんにならないために受けるものではありません。がん検診を受けたことによって、がん患者となるわけです。受けなければ、がんがあっても〝知らぬが仏〟です。

早期発見のために受けているのなら、本来は見つかったときにどうするかを考えておくこととセットであるべきでしょう。ところが、実際は、早く見つけるためにではなく、がんの不安を払拭するために受診する人が少なくありません。

このタイプの人は、がんではないことを確かめたいという一心なので、がんが見つかると、「がんが見つかった。どうしよう」とパニックになる人が多いのです。がんが見つかったときの適切な対応は、いい病院を見つけて、きちんと治療を受けることです。これが「頭がいい人」のベストな対応です。

ところが、動転して、冷静に考えられなくなった結果、目についた病院を選んで、意に沿わない治療方針で心身ともに疲弊するというのが、典型的な「頭が悪い人」のパターンです。医師の言いなりになり、必要のない手術を受け、ＱＯＬを大きく下げてしまう人が少なくないのです。

がん検診を受ける前に、最もいいのは、がんが見つかったときに備えて、どこにどんな病院があるのか、どこの病院がどんな治療をして、それが自分に合っているかといった情報を調べておくことです。

たとえば、この病院は腹腔鏡による胃がんの切除を得意にしていて、まわりを大きく切らないとか、この種類のがんなら、この病院で最先端の治療が受けられるなどといったことは、ネット時代の現代では簡単に調べられます。

もし、いま、自分にがんが見つかったら、手術を受けるのか、放射線治療を選ぶのか、化学療法なのか、進行度によっては治療を受けるか受けないかまで含めてシミュレーションをしておくことが、「頭がいい人」の行動様式です。

こうしたシミュレーションをしないから、多くの人はがんが見つかったときパニックになるのです。結果として医師に言われるとおりの治療になってしまい、その後、QOLが低下する残念な人が多いのです。

がん手術には病理医のいる病院を選ぶ

がん検診によって小さながんが見つかり、手術で取ることができたとしても、それがベストな選択だったかどうかは、じつは定かではありません。

というのも、がんのなかには、進行がんとなって生命をおびやかすようながんもあれば、放置しても生命に影響しないがんもあるからです。いまのところ、両者を区別することができないため、どんながんでも初期の小さなうちに手術などの治療をするわけですが、この治療が不要だった可能性もあります。

こうした「過剰診断」によって、ＱＯＬが下がるケースは決して少なくありません。どんな臓器も、それが部分的であっても、手術で切除した場合、その後の機能に大きく影響します。ですから、がんでないところはできるだけ取らないでほしいといった要望を、しっかり医師に伝えることが必要です。

まわりまでしっかり切らないと、「転移する」と医師は脅かすかもしれませんが、もし転移するようながんなら、その大きさになるまで10～15年かかっているのです。ですから、すでに転移している可能性が高いといえます。つまり、**がん細胞の周囲を大きく切っても転移の予防にはつながらず、いたずらにＱＯＬを下げることになりかねません。**

こうした意味で、病院選びのポイントを一つあげるなら、**がんの手術を受けるときには、病理医のいる病院を候補にする**ことです。病理医とは、病気の部分の組織や細胞を採取し、顕微鏡などで調べて、どういう性質なのかを判断する医師のことです。

病理医がいる病院でがんの手術を受けた場合、ただちに切除した部分の端を調べて、取り残していないかを確認します。端にがん細胞がなければそれで終了ですが、もし見つかれば、もう少し拡大して切除し、また病理医が調べるわけです。

病理医のいない病院では、病理検査にまわして確認しますが、結果がわかるのは後日なので、大きめに切ることになります。医師にしてみれば、大きめに切除しておけば安心だろうと考えますが、その臓器が、たとえば胃であれば、切除した部分の大きさしだいで、その後の栄養吸収に大きな違いが出てきます。

大きく切除すると、栄養吸収が減るうえ、すぐに満腹になるので好物やおいしいものもわずかしか食べられなくなるなどの実害が出てきます。つまり、病理医のいない病院の場合、手術後の患者さんのＱＯＬは後回しになりがちです。

がん検診より、がんになってからの治療が重要であることが、「頭がいい人」にはなんなく理解できるのではないでしょうか。

がんに対する「免疫療法」について

がんの治療の際は、「免疫療法」について注意しなければいけません。ネットで検索すると、がんの免疫療法がたくさん見つかります。免疫の重要性について、先に繰り返し述べてきましたが、けっして万能ではありません。がんが見つかったとき、パニックになって怪しげな治療法に大金を注ぎ込まないためにも、きちんと理解しておくことが必要です。

体に備わっている免疫は、ごく小さなミクロンレベルのがんを抑えることはできますが、手術が必要なサイズのがんに対して、効果が証明された免疫療法はかなり限られています。

自由診療で、莫大な医療費が必要となる免疫療法は、基本的に効果が証明されていない免疫療法です。治療効果や安全性が証明されていないため、保険診療で受けることができません。

注意していただきたいのは、近年は効果が証明された免疫療法が少しずつ増えてきている点です。いい治療を受けるには、両者を峻別することが大切です。

たとえば、免疫チェックポイント阻害薬です。2018年のノーベル生理学・医学賞を京都大学の本庶佑《ほんじょたすく》さんほかが受賞したのは、この薬の開発に大きな業績があったからです。

どういう薬か、少し説明しておきましょう。

ごく小さながん細胞を除去するのは、数ある免疫細胞のなかでもＮＫ細胞がその役割を担っています。一方、もっと大きくなったがんに対して行われる効果が証明された免疫療法では、がん細胞を攻撃する性質を持つＴ細胞という免疫細胞が主役です。

一方、がん細胞は、このＴ細胞にブレーキをかけて攻撃を阻止していることがわかってきて、このブレーキを解除する薬が開発されました。それが「免疫チェックポイント阻害薬」です。

これには本庶さんのかかわった「オプジーボ」が有名ですが、いまでは何種類かの免疫チェックポイント阻害薬が登場しています。

対象となるがんの種類は限られますが、標準治療として保険診療で受けることができるようになっています。これは、免疫のブレーキを解除するタイプの効果が証明された免疫療法といってよいでしょう。

Ｔ細胞に対しては、ブレーキを解除するだけでなく、アクセルをかける免疫療法にも効果が証明されたものがあります。

患者さん自身のT細胞を体の外に取り出し、標的とするがん細胞の目印を見分ける遺伝子をT細胞に組み込んでから増やし、また体に戻す方法で、「エフェクターT細胞療法」と呼ばれます。保険診療としては、一部の血液がんの治療で行われることがあります。ただし、これらの免疫療法でも、期待されたほどの有効性はないのではというデータも出ています。

がん治療に関する免疫療法は、非常に高額な医療費がかかるものが多いのですが、治療効果や安全性が認められていないものも多いことを知ったうえで判断することが大切です。

現時点でのベストな治療を受けるために

近年は、がんの手術後の患者さんに漢方薬が処方されることが増えています。これは手術による心身のダメージから早く立ち直って、治癒力や抵抗力を回復させるためであり、新陳代謝をよくすることで傷の修復も早まります。

消化器系のがんの場合には、食欲が進まない、もたれたり下痢をしたりといった消化機能の低下が起こりますが、漢方による治療で改善するケースがよくあります。また、がん再発の予防に向けて、免疫力を強くすることを目標に処方されます。

漢方薬は、自然治癒力や免疫力しかなかった時代に発達したものなので、人間の免疫力を高める働きをするものがたくさんあるようです。もちろん、個人差も大きいのですが、害が比較的少ないので試してみる価値はありそうです。

抗がん剤による治療は、大きく体力を消耗するうえ、免疫力を損なう要因となります。もちろん、入院や手術によるストレスも免疫力を低下させます。がん細胞が見つかる前なら、こうした知識を冷静な頭で考え、中立的に理解できるでしょう。

ところが、何の準備もなく、急にがんが見つかった場合、パニックになった頭では、自分の見たいものだけが見え、信じたいものだけを信じる状態に陥りやすいといえます。「頭が悪い人」にありがちなパターンです。

「頭がいい人」は、なるべく多くの情報を集めて、治療効果のある選択肢がさまざまあるなかから、自分に合った治療法を相談したり選んだりして、現時点でのベストな治療が保険診療のリーズナブルな費用で受けられます。お金があれば、個室や差額ベッドを利用すればいいのです。

そのために最も重要なのが、**がんになったときのことを、あらかじめ調べたり考えておいたりすることです。**

がんが見つかったら残りの寿命を考えておく

日本は先進国で唯一、がんで死ぬ人が増えている国です。その大きな理由は、高齢者が増えているからです。**がんは一種の老人病ですから、長く生きれば生きるほど体内にがんが発生する**ことになります。

私は1988年12月から、日本最初の高齢者専門の総合病院、浴風会《よくふうかい》病院（東京・杉並）に勤め、当時は、亡くなったお年寄りの解剖を年間100例くらいしていました。子細に体を調べると、85歳を過ぎた方はまず例外なく、誰もが体のどこかにがんを抱えていました。

とはいえ、**高齢者のがんは概して進行が遅く、免疫力を保っていればがんが暴れだすことはありません。**天寿を全うできることが多いのです。実際、がんが死因だったのは3分の1で、残りの3分の2は別の病気で亡くなっていました。

仮に80代でがんが見つかった場合、どうするのかを考えておかないと、医師の勧めるままに余計な治療をすることになりかねません。

厚生労働省が発表している「簡易生命表」には、5歳刻みで平均余命が載っています。最新の「令和3年簡易生命表」によると、80歳男性は9・22年、85歳女性は8・60年です。

平均余命から考えると、がんを切除したり、化学療法を受けたりしても、大きく寿命が伸びて100歳まで生きるとは考えにくいと思います。ですから、残りの寿命を考えると、QOLを保つことを優先すべきです。高齢者になりたての65歳と、ベテランの85歳では、当然、残りの寿命が違うので、治療法の選択肢も変わってきます。

がんの患者さんに対して、医師はしばしば、「転移しないように抗がん剤による治療を始めましょう」と提案しますが、先述したとおり、抗がん剤は人間の体に備わっている免疫力を痛めつけるものです。

免疫力が下がらないよう、それぞれに工夫することが重要ですが、場合によっては、免疫力を下げるくらいなら、何もしないでおもしろおかしく暮らしたほうがいいという選択肢もあるはずです。

受動喫煙より怖い排ガス

「頭がいい人」が、ものごとを広く俯瞰的に捉えることができるのに対して、「頭が悪い人」は一元的に捉えてしまいがちです。

たとえば、タバコは健康に悪いので、がんになると思えば徹底的に排除します。もちろん、日本人全員が「頭が悪い人」だとは思っていませんが、タバコと喫煙する人たちに対する厳しさは、タバコを吸わない私から見ても少し気の毒になるほどです。

その一例が、受動喫煙の害が叫ばれたことがきっかけとなって、2020年4月1

日に改正健康増進法が全面施行され、世の中の多くの場所（飲食店、会社などの事務所、娯楽施設、体育施設、宿泊施設など）が原則禁煙になったことです。

施行当初はそれなりに設置されていた喫煙所も、コロナ禍を機にどんどん閉鎖されました。タバコが体に害を与えることは明らかですが、受動喫煙まで極端に危険なものとして扱うというのは、いささかバランスを欠いています。

というのも、喫煙率は以前の3分の1に下がっているのに、肺がんはむしろ増えているからです。かつて日本人の肺がんは、ほとんどが扁平上皮がんでしたが、喫煙率が下がってから、およそ10～15年後に扁平上皮がんは減っています。いまは扁平上皮がんが3割ほどで、6割くらいが腺がんです。

両者は、顕微鏡で見たときの組織型で区別されますが、部位でいえば、一般的に扁平上皮がんは太い気管支に発生します。肺のなかでも、入口（つまり、口や鼻）から近い部位にできるがんといえます。一方の腺がんは、肺の奥に発生するケースが多いのが特徴です。

おそらく原因物質として、粒子の大きいものが気管支で引っかかって扁平上皮がんとなり、粒子の小さいものが肺の奥まで運ばれて腺がんを引き起こしていると考えられます。

扁平上皮がんの発症要因のほとんどはタバコとされています。ヘビースモーカーに多かったのですが、喫煙率の低下とともに、減少する傾向が表れています。これに対し、腺がんの発症要因は、おそらく粒子の小さな大気汚染でしょう。

工場からの煤煙などは、以前よりずっときれいになっています。中国の経済発展とともに大陸からＰＭ２・５と呼ばれる微粒子が飛んでくるようになりましたが、身近なところで考えられるのは、やはり自動車の排ガスだと思います。

総合的な知恵が社会に求められている

走行している車の数が増えているとは思えませんが、道路工事によって、東京都内や都市部にかぎらず、各地にひどい渋滞が起きています。景気が悪いから道路工事が増えているというのなら、渋滞の起こらない時間帯に工事をすべきでしょう。

工事が行われている期間は、周辺の信号機のタイミングも変更して、渋滞が極力起こらないようにすることもできるはずです。AI（人工知能）の技術も活用できるでしょう。

また、交差点で事故が起これば、警察はすぐに信号を調整し、青信号を直進と左折にするとか、直進または左折だけ通行できるように規制をすべきです。交通量にもよりますが、常時、左折が可能な交差点がもっと増えてもいいはずです。

海外の道路を運転したことがある人はご存じでしょうが、進行方向の路端側（アメリカでは右、日本やイギリスでは左）に曲がるときは常時進行が可能です。日本でもないわけではないし、増やそうと思えばできるはずなのにしていません。

道路交通法に掲げる「交通の安全と円滑を図り」のうち、警察の眼中には「安全」しかないようです。警察官は、違反を見つけて取り締まる怖い人になっていて、円滑な交通を助けてくれる優しい人とは思われていないのが現状でしょう。

受動喫煙の原因をつくっている喫煙者に対し、これだけ厳しい対応をするのであれば、道路工事のときに渋滞が起こらない時間帯を指定するとか、信号機のパターンを工夫するなどして渋滞の回避を義務づけるとか、排ガスを減らすための柔軟で総合的な施策を打ち出すべきだと考えます。

つまり、タバコをこてんぱんに叩きのめして、扁平上皮がんの減少という一定の成果が出たいま、さらに肺がんを減らそうとするならば、受動喫煙を槍玉《やりだま》にあげるより、自動車の排ガスが減る方法を考えたほうが実効性が高いはずです。

個人の健康法であれ、行政や政治上の事案であれ、データに基づいて合理的かつ柔軟に判断することは、当たり前のようでいて苦手とする人は案外多いのです。

こうした思考ができるかどうかにも、「頭がいい人」と「頭が悪い人」の違いが表れます。

警察による健康阻害

プロローグで明治時代の脚気にまつわるエピソードを紹介しましたが、地位や権力がともなうと、事実を客観的に見ることは難しいようです。

こんな例もあります。

警察庁の統計によると、飲酒運転による事故件数は、２０００年の2万６２８０件をピークに年々減少し、２０２２年は２１６７件と12分の1になりました。

飲酒運転による死亡事故は、２０００年の１２７６件から２０２２年の１２０件へと10分の1以下になっています。この期間に危険運転致死傷罪の新設や、飲酒運転の厳罰化などが行われた成果でしょう。

ここまで飲酒運転による事故が減っているデータがあるのに、さらに減らそうという動きがあります。朝の呼気チェックをするよう、アルコール検知器の設置を義務づけようというものです。

これは業務用の自動車を対象としたもので、やがてすべてのドライバーに呼気チェックを義務づける方向にあると見るのが自然です。国民の生活に口を出して規制したがるのが「官」、とくに警察官僚の習性なのです。結果的に、夜の飲酒をともなう会食がけしからんという日が訪れても不思議はありません。

コロナ禍のときも痛感したことですが、人とワイワイと楽しくお酒を楽しむことが

飲酒運転による交通事故件数の推移(2000〜2022年)

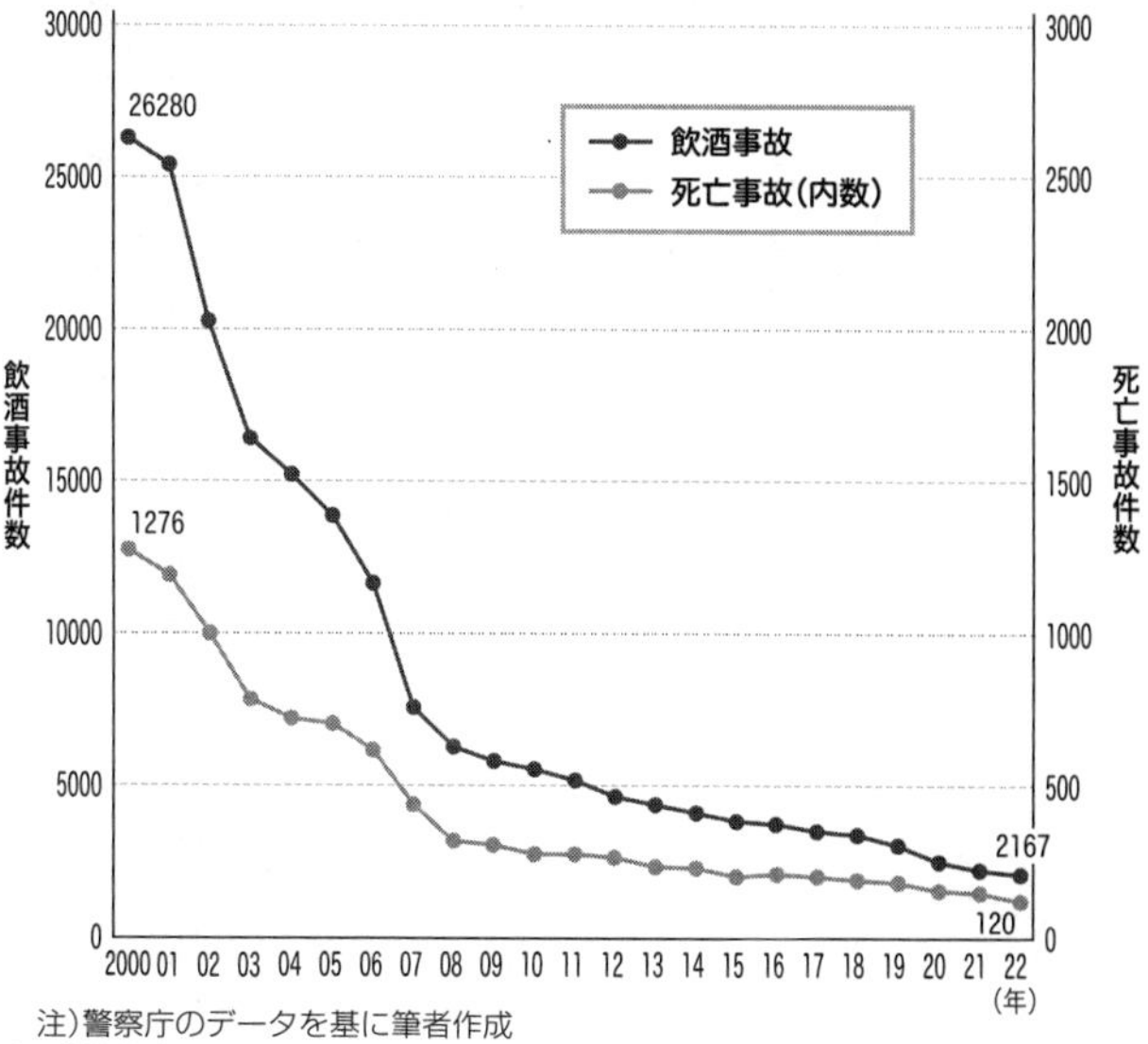

注)警察庁のデータを基に筆者作成
出所)警察庁

そんなに悪いことなのでしょうか。

人びとのささやかな楽しみが、「官」によってことごとく奪われるとなると、失われるのがメンタルヘルスです。メンタルヘルスが奪われると、うつ病や自殺の増加につながります。精神神経免疫学の考え方からすると、免疫力が落ち、がんも増えかねません。

実際、警察はほぼ無意味な取り締まりで渋滞を起こし、肺の腺がんを増やしている可能性が高いのです。そもそも、日本では死因のトップが40年以上がんであり、先進国で唯一、がん死が増えているのです。

私は、ある年齢まで生き延びたら、食べたいものを食べればいいし、お酒も飲みたければ飲んでいいと考えています。日本には健康になろうとして、自分の本当にやりたいことや、食べたいものを我慢している人が多すぎるように思います。

でも、そんな過剰な節制生活がストレスになって、免疫機能を抑えている可能性があります。たしかに、遺伝性のがんもありますが、後天的な要素としては、免疫細胞がストレスで減ってしまうことも原因の一つです。

ある面で多少は体に悪影響があったとしても、**ストレスのない毎日によって、がんのリスクが減ることも理解しておく必要があります**。差し引きをトータルで判断する思考こそ、「頭がいい人」の健康法の第一歩だといえるでしょう。

ついでにいうと、このような規制によって、飲食店の店主がうつ病になったり、廃業したりすることで、食文化の破壊につながっていくというマイナス面については、ほとんど考えられることはありません。

第2章 頭がいい人は、常に確率で考える

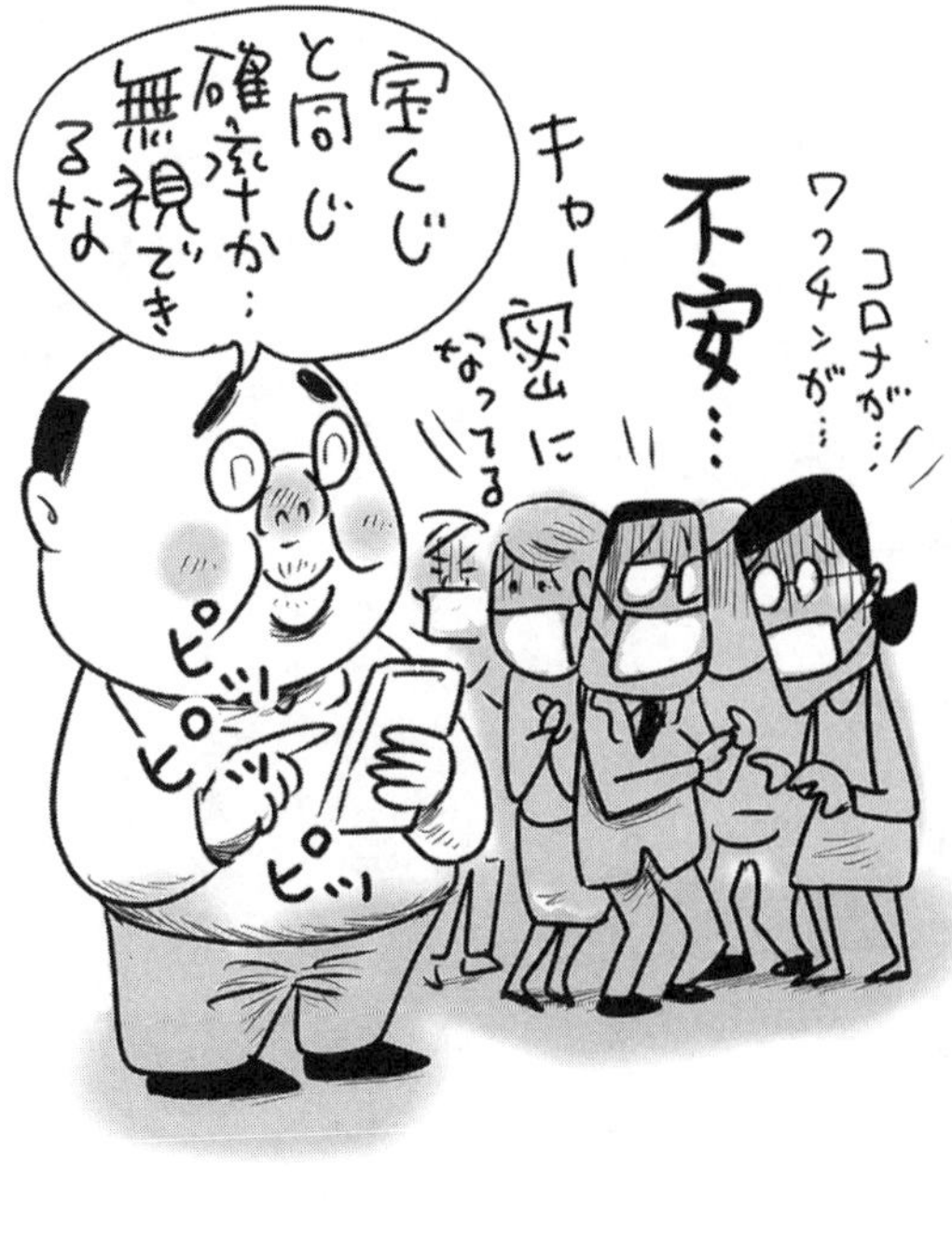

コロナが…ワクチンが…
不安…
キャー密になってる
宝くじと同じ確率か…無視できるな
ピッ
ピッ
ピッ

コロナ禍による不安に駆られた日本

「犬が人を噛《か》んでもニュースにならないけれども、人が犬を噛んだらニュースになる」という言葉があります。

これを言ったのはアメリカのジャーナリストだとか、イギリスの新聞王だとか諸説ありますが、「ニュースとして価値を持つのは珍しいこと、めったに起こらないことである」と端的に言い表しています。

めったにないことにはインパクトがあるので、多くの人が注目します。テレビであれ、新聞・雑誌であれ、ネットニュースであれ、およそニュースと名のつくものはこの基本原則が根底にあると考えていいでしょう。つまり、確率の低いことが、大々的にニュースになりやすいといえます。

私は、**現代の日本人に必要なのは、事実を中立的に見たうえで、確率でものごとを考**

える習慣を身につけることだと思っています。「頭がいい人」の健康法にとって、それが必須の要件になるからです。

今回のコロナ禍は、その典型です。確率がこれほど無視された病気も珍しいのではないでしょうか。たしかに、当初は、新型コロナウイルスによる感染症がどんな病気なのかよくわからないうちに、重症者や死亡者が次々と報じられ、日本全体は強い不安感に包まれました。

「不安」という感情そのものは、この先に起こりうる悪い事態を回避するためのものなので、本来、決して悪いものではありません。どのくらいの確率で、どのような事態が起こるか。何をすれば回避できるか。できなければ、どのようにリカバリーするか。リスクを予測して回避策を考え、場合によっては、プランB、プランCで対応を考える。そうしたさまざまな対策も、不安が出発点となります。

しかし、日本人の不安は、対策まで結びつかないことが多いのです。コントロールが働かず、「怖い」「いやだ」という感情ばかり先走ってパニックになりがちです。これは控え目にいっても「頭が悪い人」の行動です。

前章で、がんが見つかったときにパニックになる不都合について述べましたが、コロナ禍では社会全体がパニックに翻弄されました。

新型コロナウイルスの感染拡大により、政府による「緊急事態宣言」が出されて、外出や店舗の営業などの自粛や、マスクの着用が要請されたときに、要請に応じない個人や店舗に対して、激しい批判を浴びせたり、私的な制裁を図ったりする〝自粛警察〟や〝マスク警察〟が現れたことは記憶に新しいのではないでしょうか。

この種の歪んだ正義感もパニックの一つの側面であり、頭の働きを悪くします。**不安をコントロールできていれば、「こういうやり方もある」と複数の対策を考えられますが、パニックになっているときは一つのことしか考えられません。**

「もうダメだ」と悲観的になったり、「考えたくない」と目を背けてしまったり、「あいつが悪いのだ」と誰かに責任を転嫁したりするのです。

コロナ感染で死ぬ確率、コロナ自粛で要介護になる確率

「頭が悪い人」が感情ばかり先走ってパニックになるのとは対象的に、「頭がいい人」は確率で考えることができます。たとえば、コロナ禍での次のような事例を考えると、世の中全体に頭の悪い行動様式が広がっていて、国民全体が損をしたことがわかるでしょう。

国や自治体が、自粛要請をはじめとするさまざまな制限を、国民生活に対して加えることができたのは、感染症法で新型コロナが「２類」の危険な病原体とされたからです。これが、季節性インフルエンザと同じ「５類」へと移行されたのは、ようやく２０２３年５月８日のことでした。

この間、３年に及んだコロナ自粛によって、私は日本の高齢者が大きなダメージを被ったと考えています。長期間にわたる自粛を強いられたために、歩けなくなったり、認知機能が大幅に落ちたりする高齢者が、１００万人単位で発生すると思われるからです。たしかに、新型コロナウイルスの流行が始まってしばらくは、感染者が死亡する確率も比較的高かったので、恐れる気持ちはよくわかります。

しかし、２０２１年の暮れから流行しているオミクロン株は、感染力は強いものの、重症化率や致死率は大きく下がっています。そのことは早くからわかっていたのですが、感染症法上の位置づけは、デルタ株やアルファ株と変わらず「2類」に相当するとされ、患者さんに対し入院の勧告、就業制限、外出自粛の要請が続きました。

自粛生活により、高齢者は外出しなくなって、歩く機会も距離も大幅に減少しました。また、お腹もすかないので食が細くなって、栄養状態も悪くなったと思います。

高齢者専門の精神科医である私は、認知症や老人性うつ病などの患者さんの診察をしていますが、コロナ禍の最中は、本人ではなく家族が薬だけ取りに来院するパターンが増えました。その際、「足腰は衰えていませんか」「以前と比べて認知症状は悪くなっていませんか」などと、患者さんの様子を家族に聞いていました。

大半の家族からは、「ほとんど外に出なくなった」とか「そのせいでかなり足腰が弱っている」といった答えが返ってきました。なかには、「歩けなくなってしまった」というケースもありました。

これは、使わない機能や器官が短期間で衰える「廃用症候群」と呼ばれる状態です。とくに高齢者の場合は衰えが激しく、風邪をこじらせて寝込んでしまうと1、2カ月で歩けなくなってしまい、リハビリが必要になることがよくあります。

寝込むほどでなければ、1、2カ月くらい外を歩かなくても、歩行困難になることはまずありませんが、家にひきこもった状態が1年近く続くと、歩行がかなり難しくなることが多いようです。

3年間も続いた自粛生活によって、高齢者の筋力はかなりの確率で衰え、歩行などの運動機能が落ちていると思われます。**運動機能の低下は認知機能の低下と大きく関連するので、要介護になる高齢者が急増する**ことが容易に想像できます。

つまり、新型コロナに感染して死ぬ確率からは逃れることができたものの、コロナ自粛によって要介護になる確率は高くなったといえます。数年後に要介護者が急増し、介護費は従来の推計を大きく上回る可能性もあります。

本来であれば、国は、オミクロン株の感染力や重症化率、致死率などの特徴が風邪やインフルエンザと変わらないと判明した時点で、「5類」へと移行し、「高齢者は要介護の予防のために外に出て歩いてください」といった、実質的な安全宣言を出すべきだったと私は考えています。

「コロナは怖い」という印象が強く刷り込まれた

3年余りのコロナ禍の様子を、当初から少し振り返ってみましょう。

２０１９年12月に、中国・武漢で発生した新型コロナウイルスの感染者が、日本でも見つかったのは翌20年1月のことでした。2月に入ると横浜港に接岸しているクルーズ船で集団感染が起こり、７１２人が感染し、13人が死亡する事態になりました。

ただ、このクルーズ船を除けば、3月上旬の時点で、国内の感染者は２００名を超えたあたりでした。国民の間に不安は高まりつつも、危機感までは広がっていなかったようです。

ですが、3月にコメディアンの志村けんさんが亡くなって、いっぺんに日本中が危機感に包まれます。政府による「緊急事態宣言」が出され、企業も学校もイベントも飲食店も、およそ人が集まるさまざまな場面で活動自粛が要請されました。

いわゆる不要不急の外出を避けたり、マスクを着用したりするよう強く求められ、同調圧力に、先述したような歪んだ正義感も加わって、息苦しい日々が続きました。

普通の風邪のウイルスがのどや気管支で増殖するのに対して、流行当初の新型コロナウイルスは、肺の最奥部の肺胞で増殖するため、いきなり重い肺炎を引き起こしました。午前中は落ち着いていたのに、午後になって重症化したとか、軽症だったので自宅待機していたところ、急に悪化して死亡したなどといった報道が相次ぎ、日本中がパニックの様相を呈したのです。

2020年4月をピークとする第1波以降、数カ月ごとにピークが訪れる「波」を繰り返しながら流行し、毎日のニュースで、重症者や死亡者の数が伝えられました。こうして「コロナは怖い」という印象が、繰り返し強く刷り込まれていきました。

流行当初は、重症化するメカニズムも治療法もわからなかったため、呼吸不全になった患者さんにはECMO《エクモ》（体外式膜型人工肺）を使い、肺をまったく使用しなくてもいい状態にして回復を待つしかなかったのです。もともと全身状態の悪かった患者さんは、回復力が低下しているため亡くなるケースが多かったのです。

世界中で研究が進められた結果、重症化するのは免疫システムが暴走し、自分の体を攻撃していることがわかってきました。重症化リスクの高い人は抗体カクテル療法で重症化を予防し、重症化した場合も別の疾患用の抗ウイルス薬や免疫抑制剤などを転用する治療法が確立して、死亡する患者さんは少なくなりました。

国立感染症研究所の当時の発表をたどると、致死率は第1波では5・8%、第2波では8月19日時点で0・9%。70歳以上に限ると、第1波では24・5%、第2波では8・7%と3分の1程度に下がっています。

国立感染症研究所は、検査対象の拡大によって、より軽症の症例まで診断されるようになったことをその理由としてあげています。日本は風邪やインフルエンザの治療に慣れていますので、通常の医療が充実していることの効果もそれなりに大きかったのではないかと思います。

オミクロン株で死ぬ確率は大きく下がった

新型コロナウイルスは変異しやすいRNAウイルスに分類されており、流行が始まって数カ月もすると、次々と変異株が登場したことはみなさんもご存じのとおりです。

当初、日本に入ってきたのはヨーロッパと近縁の株で、これで流行の第1波が起こります。そこに、日本国内での変異が蓄積して流行したのが、第2波と第3波。第4波は「イギリス株」と呼ばれていたアルファ株で、これが2021年の春から夏にかけて猛威をふるいました。

2021年の夏から秋に大流行したのが、インド由来のデルタ株です。感染力が強いとされ、このときの第5波は、新規陽性者数で見れば、それまで最大規模の流行だった第3波の約3倍、およそ20万人が感染しています。一時期は毎日のように、全国で5000人以上が感染したというニュースが流れていました。

ただ、死亡者数を比べると、第3波の1051人から837人へと減っています。感染者数から見ると、確実に死亡率は下がっていました。

ウイルスは一般に、感染力が高くなると致死率は下がります。ウイルスの立場では、宿主を殺してしまっては自分も死んでしまうのでそれ以上は増殖できません。したがって、大流行する変異ウイルスほど症状がマイルドになっていくと考えられます。

新型コロナウイルス感染症の重症化率と致死率

2021年7〜10月（デルタ株流行期）、2022年1〜8月（オミクロン株流行期）

	重症化率			致死率		
	60歳未満	60・70歳代	80歳以上	60歳未満	60・70歳代	80歳以上
2021年7〜10月	0.56%	3.88%	10.21%	0.08%	1.34%	7.92%
2022年1〜2月	0.03%	1.22%	5.04%	0.01%	0.70%	4.57%
2022年3〜4月	0.03%	0.79%	3.50%	0.01%	0.43%	3.12%
2022年5〜6月	0.01%	0.34%	1.66%	0.00%	0.14%	1.53%
2022年7〜8月	0.01%	0.26%	1.86%	0.00%	0.18%	1.69%

出所）厚生労働省

病原性の高い、危険なウイルスが、突発的に出現する可能性はゼロではありませんが、確率はかなり低いのです。さまざまな変異は毎日おびただしい数で起こっていますが、そのうち感染力が強く、病原性の低いものが生き残るのが普通だからです。

デルタ株の次に、２０２１年の暮れから流行の主役となったのがオミクロン株でした。感染力が強く、第６波は第５波の約４倍となるおよそ84万人、第７波ではおよそ１５０万人と、第６波の２倍に近づきました。

しかし、新規感染者に対する入院患者や重症患者者、さらに死亡した人の割合は大きく減っています。

厚生労働省の作成したデータ（前ページ参照）によると、デルタ株が流行した第5波の時期、80歳以上の重症化率が10・21パーセント、致死率が7・92パーセントでしたが、オミクロン株が主体となった第7波では重症化率は1・86パーセント、致死率は1・69パーセントへと低下していました。

コロナ禍以前に、毎年のようにはやっていた季節性インフルエンザでは、80歳以上の重症化率は2・17パーセント、致死率は1・73パーセントでしたから、オミクロン株はインフルエンザよりも低いのです。

こうした数字が出てきても、日本では、発生当初の「死を招く病」というイメージはなかなか変わりませんでした。外出や営業の自粛、就業制限など、終わりにしてもよいと思われる段階を過ぎてなお、ずるずると続きました。

どんな弱い病気でも人は死ぬ

オミクロン株を「5類」に移行するかどうかで議論になっているとき、こんな声もありました。

「オミクロン株では、重症でもないのに死者が出ているじゃないか。危険だ！」

それまでのデルタ株より感染力が強く、感染者が急増していただけに、危機感を感じた人が多かったのでしょう。読者のみなさんのなかにも同意する人がいるかとも思います。ですが、重症化しないのに死亡する人がいることこそ、普通の風邪と同じなのです。というのも、風邪で亡くなる人は、けっして少なくないからです。

高齢者の場合、風邪で少し体調を崩したといったささいなことから、亡くなることが多いのです。90代ともなると、日頃は元気に暮らしていても、ちょっと体調を崩しただけでロウソクの火が消えるように亡くなる方もいます。

寝たきりの高齢者の場合、風邪がきっかけで、細菌性の肺炎になって亡くなることも珍しくありません。風邪のウイルスで肺炎になることはまずありませんが、風邪のために体力や免疫力が落ちた結果、肺で細菌が増殖してしまうのです。

この場合、死亡診断書の死因には「肺炎」と書いてあっても、実質的に「風邪をこじらせて亡くなった」といえます。どんなに弱い病気でも、高齢者にとっては命取りになります。また、脳卒中などで瀕死の状態となっている患者さんでは、風邪をきっかけに容態が急激に悪化して亡くなることがしばしばあります。

こうした例を含め、風邪をきっかけに亡くなっている高齢者は、毎年少なくとも2万人くらいいると推測しています。総務省による2023年5月の「人口推計」では、日本は人口の29パーセント以上、3621万人が高齢者です。90歳以上の高齢者も250万人以上います。歳をとればとるほど、日頃は元気にしていても、ちょっとした病気から亡くなるリスクが急上昇します。

「要介護5」（ほぼ完全な寝たきり状態）の高齢者も約58万4000人います。こうした人たちも、ちょっと風邪をこじらせると、わりとあっけなく亡くなってしまいます。つまり、**高齢化が世界一進んでいる日本は、ちょっと風邪などで〝背中を押される〟だけで亡くなる人が世界一多い**国なのです。

新型コロナウイルスがいくら風邪と同じくらいに弱毒化しても、一定数の死者は出てしまうことになります。でも、ことさらに問題視する必要はありません。超高齢社会の日本では、死亡者の数は年々増えているからです。

死者の数で新型コロナについて判断することは、もうやめなくてはいけません。

メリットとデメリットを明確にして判断する

先にあげた数字を見るにつけ、1年以上前から私は、このオミクロン株が風邪に近づいているのではないかと主張してきましたが、「5類」への移行を反対する人も多く、自粛の風潮は続いたのです。

先述のとおり、オミクロン株が季節性インフルエンザと同じ「5類」へと移行されるのは、2023年5月8日まで待たなくてはなりませんでした。国はもっと早いタイミングで、「高齢者は要介護の予防のためにも外に出て歩きましょう」「以前のような危険はなくなりました」というメッセージとともに「5類」へと移行すべきでした。

マスメディアによるニュースが、「コロナは怖い」という空気をつくりつづけ、自粛を長期間強いたことで、コロナの感染以上に日本人の心身の健康が損なわれたことは間違いなさそうです。

さまざまな自粛によって、コロナの蔓延は多少抑えられたかもしれませんが、高齢者の場合はとくに、「外出しない、出歩かない、人と会話しない」といった日常生活によって、足腰が弱ったり急速に老け込んだりしています。これが要介護へと直結するわけです。

コロナ自粛であれ何であれ、ものごとのメリットとデメリットの両面を明確にしておくことは必須です。ここもまた、頭がいいか悪いかの一つの分岐点です。

メリットとデメリットのそれぞれを明確にしてこそ、差し引きを考えることが可能になります。

さらにまた、よいことであれ悪いことであれ、**ものごとが起こるには確率があり、ニュースで話題になっているから、世間が騒いでいるからといって、本質的に重大であるかどうかは関係がない**点を忘れてはいけません。

また、どんな治療や対策にも、メリットとデメリットがあるということも知ってほしいと思います。どうすれば起こりうる確率で考え、判断する習慣がつけられるのか、その方法を以下にあげる具体例から考えてみたいと思います。

高齢者が死亡事故を起こす確率、免許返納で要介護になる確率

本章の冒頭で、確率の低いことがニュースになると述べました。高齢者の起こした死亡事故もまた、ニュースの典型です。

珍しいから報道されるのであって、よく発生しているから報道されているわけではありません。2022年11月、福島市で97歳の男性が運転する車が歩道を暴走し、40代女性を死亡させる事故がありました。事故の直後も大騒ぎで報道されましたが、3カ月ほどして裁判で禁錮3年、執行猶予5年を言い渡されたこともニュースになっていました。

私の周囲でも、「97歳はさすがに運転させないほうがいいわよね」といった声が多く、ワイドショーでは、「どんなに運転がうまくてクルマが好きでも、15歳では公道を運転できないのだから、85歳とか年齢を定めて免許を取り上げればいい」と言っているコメンテーターもいました。

でも、ちょっと待ってください。高齢の運転者が起こした死亡事故の件数は、ここ10年ほど、ほぼ横ばいになっています。警察庁の統計によると、2009年に75歳以上による死亡事故は422件（そのうち80歳以上は180件）でしたが、2019年は401件（224件）でした。

この期間、高齢者で免許を保有する人は増加を続けており、75歳以上は約1・8倍、80歳以上は約1・9倍に増えています。つまり、高齢者の免許人口は約2倍になっても、死亡事故自体は増えていないことがわかります。

高齢者が高速道路を逆走したり、ブレーキとアクセルの踏み間違いによって事故を起こすたび、テレビなどで大きく報道されます。認知症のリスクのある高齢者の運転は危険だ、高齢者は事故を起こしやすいと思われていますが、これには根拠がありません。

「平成30年中の交通事故の発生状況」（次ページ参照）で、免許所持者を年齢別に見ると、人口10万人当たりの事故件数（死亡事故とはかぎりません）が最も多いのは、16～19歳の年齢層でおよそ1500件、次いで20～24歳は876件、25～29歳は624件で

高齢者の事故率はとりたてて悪くない

〈免許保有者10万人当たりの事故件数の推移 2010〜2018年〉

年齢層＼年	2010	2011	2012	2013	2014	2015	2016	2017	2018
16〜19歳	2381.0	2296.3	2272.3	2189.5	2057.0	1888.8	1822.2	1649.9	1489.2
20〜24歳	1466.5	1399.7	1390.3	1325.9	1202.9	1144.9	1070.1	979.7	876.9
25〜29歳	1014.8	992.3	983.9	932.3	866.4	814.1	752.7	697.4	624.0
30〜34歳	804.1	771.2	750.1	713.2	649.4	616.7	581.6	541.1	487.5
35〜39歳	756.2	725.4	703.5	658.8	597.4	554.7	512.7	486.1	433.7
40〜44歳	752.7	695.7	681.6	644.6	591.2	547.8	514.6	476.4	432.2
45〜49歳	702.6	686.4	640.8	612.7	564.3	528.7	482.9	474.4	431.7
50〜54歳	702.5	663.7	629.3	591.3	530.0	497.8	475.2	450.5	414.0
55〜59歳	745.9	702.1	657.7	609.3	551.1	516.6	472.3	446.5	415.6
60〜64歳	731.9	707.5	676.9	635.8	569.4	522.8	481.9	461.4	426.4
65〜69歳	780.5	721.5	647.4	609.7	545.9	510.5	488.9	478.4	438.4
70〜74歳	803.8	750.5	711.1	650.0	604.9	597.6	545.4	497.6	458.6
75〜79歳	921.4	869.3	824.0	792.9	721.2	662.0	600.8	581.8	533.3
80〜84歳	994.5	977.1	881.2	843.8	800.1	740.0	683.8	630.5	604.5
85歳以上	999.7	1001.6	969.1	895.1	854.3	811.3	744.1	712.2	645.9

出所）「平成30年中の交通事故の発生状況」（警察庁）

す。年齢とともに少なくなって、30代から60代が４５０件前後と落ち着きます。

高齢者はというと、70代で５００件前後、80代前半でも６０４件です。たしかに少し増加はするのですが、とりたてて事故率が高くなることはありません。ましてや死亡事故を起こす確率は、高齢者だから高いわけではないのです。

「頭がいい人」は、これを峻別しています。感覚と感情で発言していると、頭が悪くなります。「頭がいい人」の思考では、「本当かな。データに戻って考えてみよう」となるわけです。

高齢運転者がみんな暴走するわけではない

とはいえ、高齢者によるインパクトの大きな交通事故が起こると、ニュースになりがちです。東京・池袋で乗用車を暴走させて、母子２人が死亡、９人に重軽傷を負わせた事故では、当時87歳の元高級官僚で叙勲歴もある男性が運転していました。逮捕されずに捜査が進められたため、ネットでは「上級国民」として非難囂々《ごうごう》となり、広く注目を浴びたので記憶している人も多いでしょう。

ただ、この例も、事故の悲惨さに加えて、高齢男性が車の不具合による無罪を主張したこと、逮捕されなかったことなどが珍しかったから大きなニュースになったといえます。

何を言いたいかというと、80代後半の高齢運転者がみんな暴走するわけではないし、死亡事故が多く起こっているわけではないということです。「80代、90代に運転させるのはよくない」と言うのは簡単ですが、地方に行けば90代で運転している人はたくさんいます。

100歳を超えても運転する人はいるでしょう。自家用車がないと生活できない地域に住んでいる高齢者は多いのです。

ついでにいうと、私の調べたかぎりでは、97歳の人が死亡事故を起こした最年長でした。逆に、それより年上の人は一人も死亡事故を起こしていないのに、免許証を取り上げろといわれたりするわけです。

地方の道路を運転していると、ものすごくゆっくり走っている軽自動車がしばしばいます。みんな高齢者で、昼間に近所を移動するために運転しているのです。朝夕のラッシュの時間帯に走ることはまずありません。地域の人も見守るようにして路上で共存しているわけです。

私は、高齢になったからといって、運転免許を返納する必要はないと思っています。地方に住んでいて、買い物や通院に車を使っているような人であれば、とくに高齢に

運転をやめると要介護認定のリスクが2倍になる

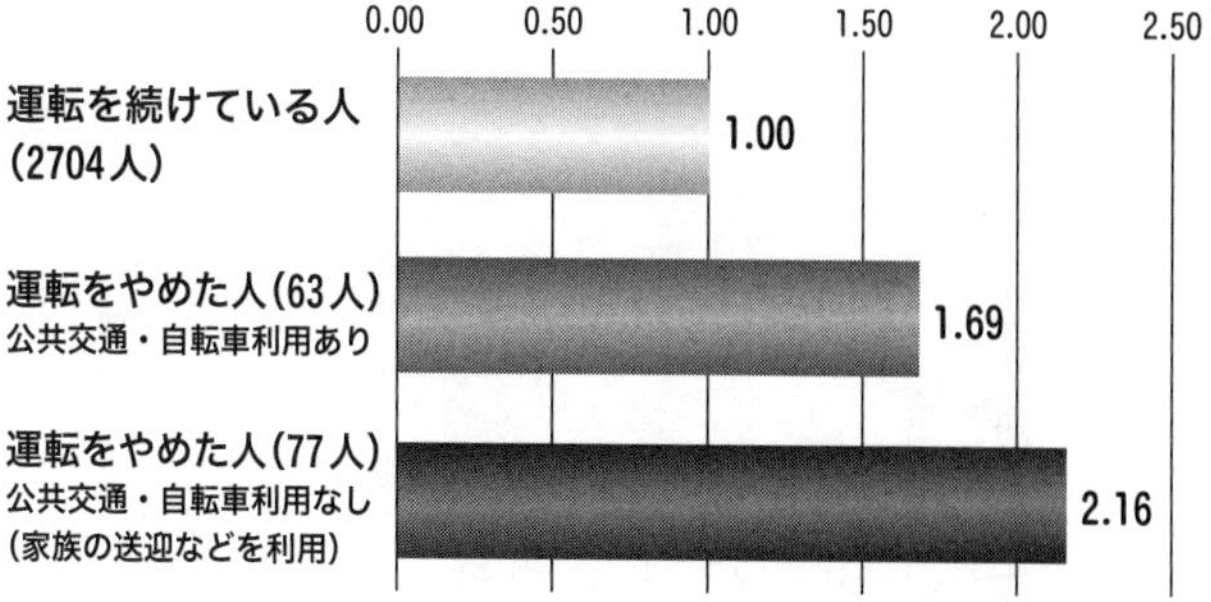

注）年齢、性別、教育年数、Body Mass Index、主観的健康感、治療中の疾病、うつ、基本チェックリストの運動器・認知症関連項目、外出頻度、高次生活機能、居住校区の人口密度を統計学的に調整した。
出所）市川政雄（筑波大学）

なったからという理由で免許を返納してはいけません。

不便になるだけでなく、生活の自由度が大きく低下して、老いを一気に加速させる可能性があるからです。

65歳以上の男女約2800人を追跡した筑波大学などの研究チームの調査があります。それによると、2010年の時点で運転をやめていた人は、運転を続けていた人に比べ、6年後には要介護になるリスクが2・16倍になっていました。地方では、免許を返納すると、ほとんど外に出なくなってしまうのが原因です。

運転をやめて、バスや自転車の利用に切り

替えた人なら外出は続けていたはずですが、こちらも運転を続けた人に比べ、要介護リスクは1・69倍高くなっていました。

脳機能、運動機能の状態をチェックすることは必要ですが、少なくとも70歳前後であれば、運転をやめるリスクのほうが高いと考えられます。

起こりうる確率で考えるためには、こうした数値になっているデータが必要になります。ネット時代の現代、検索すれば、データはさほど難なく見つけることができるでしょう。

「頭がいい人」は、ネット上の信頼できる情報を集めてくることに長《た》けています。反対に、自分の信じたい情報を集めてくるのが「頭が悪い人」といえます。

このことについては、あとからまた触れることにしましょう。

運転免許の返納問題を確率から考える

高齢者専門の精神科医である私は、よく80代くらいの親の運転免許を返納させるかどうかの相談を受けます。その際、必ずといっていいほどするのが次の話です。

「あなたの親御さんが免許を持ちつづけていて、来年、死亡事故を起こす確率はおよそ1万分の1です。また、高齢者が起こす死亡事故のおよそ4割は〝自爆〟で、事故を起こした本人が亡くなっています。他人をはね殺す事故は2割なんです。つまり、来年も運転をしつづけたとき、他人をはねて死なせる確率は5万分の1しかないんですよ。この確率はもう少し若い50～60代の人とほとんど変わりません」

そう言うと、怪訝《けげん》な顔をする人がほとんどです。

「みなさん、保険に入っていますよね」と尋ねると、一様に「入っています」とうなずくのですが、そもそも保険とは、確率の低いことが万が一、起こったときに対する備えです。

50～60代の人と変わらない5万分の1という確率も許せないのなら、「いままでなぜ、運転させてきたんですか」と詰問されなくてはいけなくなります。50～60代は死亡事故を起こす確率がゼロで、高齢者にだけリスクがあるのなら、運転をやめさせるのもまだわかります。

ですが、50～60代は運転を続けて、高齢者だけに免許を返納させるのは、確率をまったく考慮していないことになります。

こうした話をしたうえで、要介護になる確率と比べてもらいます。

「いまの親御さんの年齢で、6年後に要介護になっている確率は、運転を続けた場合は1割ですが、免許を返納した場合は2割に増えますよ」

要介護になる確率が2倍になっても、5万分の1の確率で他人を死亡させる事故を起こされるのは嫌だ、と考えるならそれも一つの選択です。また、どんなに確率が低くても絶対に死亡事故を起こすのは嫌だというのなら、50～60代の頃に運転をやめさせなくてはいけません。それどころか、何歳であっても運転をしてはいけないことになります。

かなり低い確率ながら、事故を起こす可能性は誰にでもあります。でも、それを上回るメリットがあるから自動車を運転するわけですし、万が一に備えて保険があるのです。

そのことを思い起こしてみる必要があります。

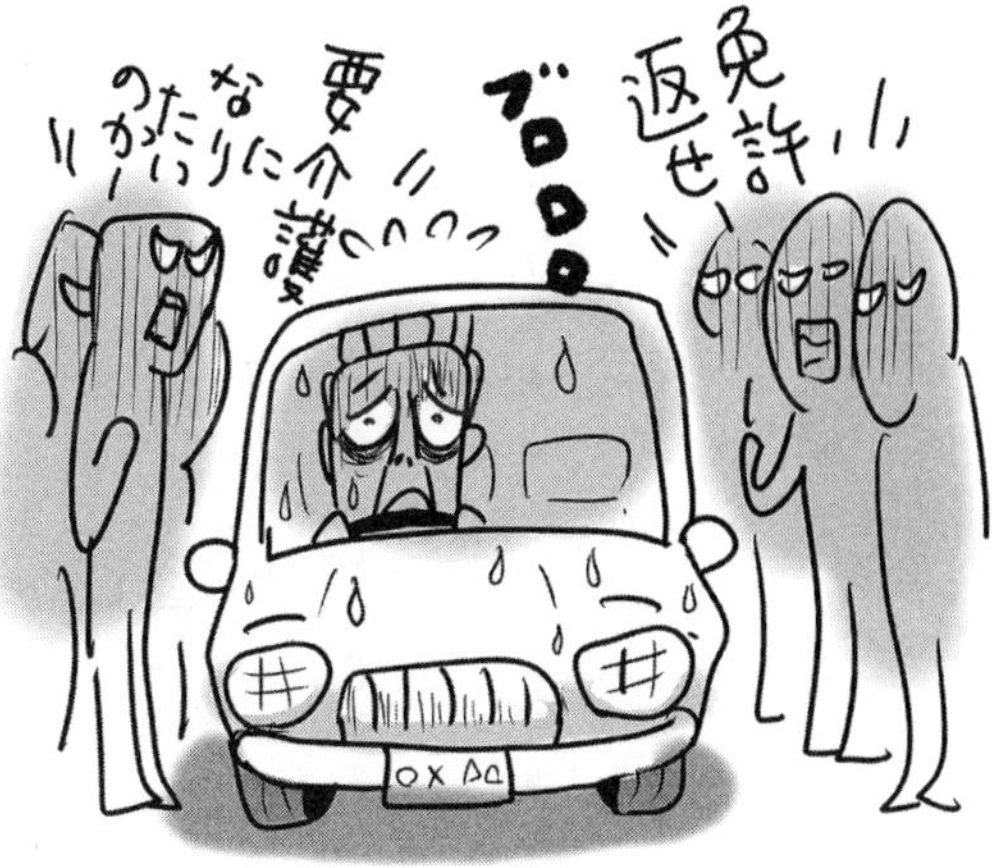
免許返せ
ブロロロ
要介護になりたいのか

確率が低いものにただ怯えているだけでいいのか

厚生労働省の速報値によると、2022年の国内の死亡数は約158万人で、前年より約13万人（8・9パーセント）増えました。

また、新型コロナ死の報告数は約3万9000人でしたから、前年よりおよそ2万4000人増えています。

ただ、1日あたりにすると100人強になります。国内の1日あたりの死亡者が4000人ほどであり、およそ9割が高齢者であるとはどういうことか、考えてみましょう。

そもそも、ニュースで伝えられる新型コロナの死亡者は、「陽性者で死亡」した人であって、新型コロナウイルスが原因で死亡したとはかぎりません。PCR検査で陽性であれば、交通事故でも風呂での溺死でも、「新型コロナの死亡者」にカウントされるのです。

また、毎日の死亡者のうち、約9割は高齢者ですから、新型コロナへの感染で〝背中を押されて〟全身状態が悪化して亡くなった人も多いと考えられます。

要介護度が高い人は、新型コロナにかぎらず、風邪なども含めちょっとした病気で亡くなるリスクが高いと先に述べました。

ということは、**要介護になる人をできるだけ減らし、要介護度を上げないことが大切**だとわかります。

コロナ死を恐れるあまり自粛生活を強いることは、要介護となる確率を着実に上げてしまいますし、要介護度も上がります。オミクロン株の致死率は1パーセント台ですが、2年も3年も自粛生活を続けた場合に要介護となる確率は、少なくともその10倍にはなるはずです。

やはり、確率が高く、影響力が大きいことへの対策を進めるべきでしょう。確率が高いことへの対策をしないで、確率が低いものにただ怯えているのは、「頭が悪い人」の典型だといわざるをえません。

国の施策は高齢者をヨボヨボにする

こうした事例を見てくると、日本には大きな問題があることがわかります。すなわち、学者から政治家まで、問題の解決にあたるプロフェッショナルであるべき人びとが、データを直視して対策を考えることを苦手としている点です。

プロローグで森鷗外と高木兼寛による脚気論争について触れましたが、ひたすら旧来の常識を磨き上げ、データに基づいた新しい理論や手法を無視してかかるところは、本質的に変わっていません。

新型コロナの自粛政策など、その顕著な例です。日常的に高齢者を診ている臨床医なら、「外出しない、出歩かない、人と会話しない」状態が長期間にわたって続けば、高齢者の身体機能や認知機能がどんどん衰えることを知っています。

ところが、実際の高齢者を診ていない感染症学者の意見を中心に新型コロナ対策が行われたため、常識では考えられないほど長期の自粛政策が続いたのです。

その影響が表れるのはこれからですが、高齢者をヨボヨボにする施策はコロナ対策にかぎりません。交通事故を起こして相手を死亡させた高齢者がいれば、事故を起こしていないすべての高齢者に免許の自主返納を迫り、認知機能検査の点数が悪ければ、免許を取り上げるようなこともしています。

免許を返納した高齢者は、6年後の要介護率が2・16倍にもなるというデータが明らかになっているにもかかわらず、です。

コレステロール値が高めで、やや太めの体型の人が、最も元気で長生きをしていることがいくつものデータから判明しているのに、いまだにメタボ対策に力を注ぎ、栄養不足の高齢者を増やしつづけています。

呼吸器内科、消化器内科、循環器内科といった臓器別の診療が、50年にわたって改まることなく続き、ますます細分化が進んでいる点も問題です。かつては臓器別に細分化して診ることが最先端の医療だったのでしょうが、高齢になると、いくつも病気を抱えることが多く、各々の科から数種類の薬を処方されて、合計すれば10種類以上もの薬を飲まされることが珍しくありません。

ここ10年くらいは、全身を診る統合医療が注目されるようになりましたが、主流は相変わらず臓器別診療です。しかも、**データに基づいた新しい医学常識が世界で認められていても、日本ではなかなかアップデートされません**。必然的に、**健康常識も昔の誤ったままになっているケースが多い**のです。

日本で唯一、アップデートされた健康常識は、かつては体にいいとされていたマーガリンが、じつは「体に悪い」と広まったことくらいでしょう。

発がん性があるといっても確率しだいで対処が変わる

国の施策や医療の世界に問題が多いなら、ますます個人として賢くなる必要があります。何も考えず、周囲と同じように黙って従っていたら損をするのは自分です。

少なくとも高齢者に関していえば、発がん性があるからといって、とくに忌避する必要はないと私は考えています。たとえ発がん性があったにせよ、それが原因でがんになるのは10年、20年先のことだからです。しかも免疫機能が高ければ、できたてのがん細胞を掃除することも可能です。

大切なのは、確率で考える観点から、それがどのくらいの単位の数字なのかを考えることとです。発がん性があるといっても、そのパーセンテージが5パーセントなのか、0・1パーセントなのかでは、どう対処するかが異なってくるからです。

一例をあげると、更年期障害の女性に対する「ホルモン補充療法（HRT）」は、乳がんになるリスクが増えるともいわれています。しかし、2016年に、七つの国際的な学会が作成したコンセンサスの改訂版には、「1000人の女性に1年間、HRTを行っても、乳がんが増加するのは一人未満で、生活習慣や肥満、アルコール摂取などの一般的な要因によるリスクの上昇と同等かそれ以下」と明記されています。つまり、圧倒的にリスクは低いのです。

欧米の多くの国で女性の3～4割がHRTを受けているのに対して、日本では不当に危険視されて普及していません。高齢期の多くの女性が苦しんでいる骨《こつ》粗《そ》鬆《しょう》症《しょう》に対しても、HRTは効果があります。

日本の場合、年齢相応であるべきという考え方が根強かったりする面もありますが、

実際のリスクを見ないで、発がん性という言葉のイメージだけで不当に忌避するのは、健康にとっても損になります。「頭がいい人」の行動パターンでは、**どの程度の確率ならリスクが容認できるのか、自分で考えて決めておく**ことが大切です。

交通事故であれ、発がん性であれ、リスクを確率から考える習慣を持っていないと、「アレは危ない」「これもダメ」と、健康情報や安全情報に踊らされて、生活が制限だらけになってしまいます。これは「頭が悪い人」の行動パターンであることはいうまでもありません。

薬を飲まないと本当に病気になるのか

たとえば、血圧が高い患者さんに、医師はよくこんな言い方で薬を飲ませようとします。

「ちゃんと薬を飲まないと脳卒中になるよ。脳卒中で死ぬよ」

「飲んでたら大丈夫だからね」

脅したりなだめたりしながら、きちんと服用させようとするのですが、こうした言葉にどのくらい意味があるのでしょうか。

アメリカで、血圧が160㎜Hgくらいで、薬を飲んだ人と飲まない人を集めて6年後の状態を調べた有名な研究があります。かなり大規模な調査で、エビデンスのしっかりした研究とされるものです。

これによると、薬を飲まない人は10パーセントが脳卒中になっていましたが、飲んだ人では6パーセントでした。この数字から「有効である」とされたわけですが、医師がもし、「飲まないと脳卒中になるよ」と言っていたとしましょう。

薬を飲まない人の90パーセントは、脳卒中になっていないことになります。飲まずに脳卒中になった10パーセントの人は、運が悪かった人といえそうです。薬を飲むと、94パーセントは脳卒中にならないですみ、かかった人は6パーセントに減っていますが、薬を飲んでも脳卒中になって、もっと運の悪い人が6パーセントもいるのです。

飲まなくても90パーセントの人が脳卒中になっていないのですから、「飲まなかったら脳卒中になるよ」というのは詐欺商法に近いといってもいいでしょう。また、飲んでいても6パーセントは脳卒中になるのですから、「飲んでいたら大丈夫」と言うのも同じく詐欺的といえるでしょう。

このくらいの数字で「有効である」と効果が認められているわけで、「薬を飲まず、かつ運の悪い人」との差がもっと小さい薬はいくらでもあります。

医師の〝脅し〟を鵜呑みにする必要はありません。そもそも薬は、体調をよくするために飲むものです。異常となった検査数値を正常に戻すために飲むものではありません。

処方された薬で、だるさやめまいといった症状があったら、遠慮せずに、医師にはっきり伝えましょう。

検査データの「異常」の意味を知っておこう

健康診断や人間ドックの検査データには、基準値に正常とされる幅があり、「基準範囲」と呼ばれます。この基準範囲は、1000人とか1万人とかの健常者の検査数値で、「分布の中央95パーセント区間」という意味です。

したがって、健康であっても5パーセントの人は、この基準範囲から外れることになります。外れているからといって異常とはいえません。

いわば、あるグループの身長データを見て、95パーセントから外れる人――たとえば、身長１７８センチメートル以上と、１６７センチメートル以下は異常といっているようなものです。検査データを判読するための目安にはなりますが、正常か異常かを判別することはできないのです。

95パーセントの人を「正常」とし、そこから高すぎたり、低すぎたりして外れた5パーセントを「異常」とした統計値にすぎません。つまり、最大で、健康な１００人のうち5人が「異常」となるわけです。

また、もともと健常者を集めた検査です。「異常」でも病気ではありません。しかも、若い人のデータがもとになっているので、高齢者は含まれていません。高齢者の場合は、基準範囲からズレてくるのが当たり前です。

統計的な意味を考える「頭がいい人」は、数値に一喜一憂することはなさそうです。

でも、「頭が悪い人」は、範囲に収まってさえいれば健康にお墨付きが出たと考えて暴飲暴食をしたり、外れていれば必要以上に心配して、数値を正常にするために薬を飲んだりしがちです。

どんな薬でも、体に影響を与えるので、ある臓器の数値がよくなったからといって、健康になるとはかぎりません。検査データの異常が持つ意味を正しく知っておかないと、無用の薬を飲んでかえって健康を損なうことになりかねません。

独り暮らしだからといって孤独とはかぎらない

どんなものにもメリットとデメリットがあるので、それぞれの確率を考えて判断することになります。端的なのは、薬を飲むか、飲まないかを考えるときです。たとえば、副作用の確率が3パーセントといわれたとしましょう。

服用したことで、いまかかっている病気が悪化する確率とか、死亡率がどのくらい下がるのかを知りたくなりますよね。病気予防のための薬なら、発症の確率がどのくらい下がるのかが問題でしょう。当然、メリットとデメリットをそれぞれの確率から判断するはずです。

先述した血圧の薬を例に、脳卒中になる確率は、飲まなかった場合は10パーセントだったものが、飲んだら6パーセントに下がるとしましょう。もし、副作用が表れる確率が20パーセントあったとしたら、飲んだほうが損だと考えられるでしょう。

家族についても、メリットばかりではありません。大家族で孫に囲まれて暮らすのが幸せというイメージを持つ人も多いかと思いますが、高齢者の自殺率は、独り暮らしの高齢者よりも、家族と同居する高齢者のほうが高いことが知られています。

また、福島県の調査では、独り暮らしの高齢者の自殺者は全体の5パーセント以下にすぎず、ほとんどが家族と同居していたことが明らかになっています。その理由について、「介護や看護をさせて申し訳ない」「家族に迷惑をかけて心苦しい」といった心理状態なのではないかと推察されます。

独り暮らしの孤独からうつになる人はいるし、自殺する人もたしかにいます。でも、独り暮らしだからといって孤独とはかぎりません。自分にとって居心地のいい空間をつくりあげ、近所の人と交流しながら暮らすのは、それはそれで満ち足りた毎日だといえます。

独り暮らしの高齢者のほうが認知症になりにくいし、進行も遅いのです。現代では、むしろ理想的な姿なのかもしれません。家族と暮らせない老後は可哀想という固定観念は捨てましょう。家族との同居こそ、デメリットになっている場合があるのです。

在宅介護をしている家族にアンケートをとると、30〜35パーセントくらいの人が「虐待をした経験がある」と答えています。具体的にどんなレベルの虐待なのかは不明ですが、言葉による虐待、叩く、つねるといったことが多いように思われます。

いまや、同じことを施設で行えばニュースになって、激しく批判されることは確実です。それが家庭内ではかなりの頻度で起こっているわけです。

人間は心理的に疲弊すると、どんな行動をするかわかりません。

実際、〝介護殺人〟は、年間におよそ50件も起こっているのです。統計上、日本では殺人事件が年間1000件を下回っているので、その5パーセントは介護がきっかけになっているのです。

いまだに高齢者を施設に入れることに対して、ひどく罪悪観を持つ人がいますが、自分を責める必要はないように思います。単純なイメージでは独り暮らし＝孤独で、子供や孫などの親族と離れて暮らすのは不幸に見えるかもしれませんが、同居のほうがかえって不幸だったりするわけです。

イメージではなく、数字で見て、同居と独り暮らしのどちらがいいかの判断が求められています。高齢者はどちらが幸福になれるか、確率から考えてほしいと思います。

確率を考えないと頭が固くなる

いま、日本では、お産で妊産婦が亡くなることはごく稀《まれ》なことです。2020年の出産10万例あたりの妊産婦死亡率は2・8でした。この数字はきわめて低いだけに、妊産婦が死亡すると産婦人科医が訴えられるようになりました。

とはいえ、1960年代までは妊産婦死亡率は100を超えており、お産は命がけでした。不幸なことですが、いまでもゼロにはならず、一定の確率で妊産婦の死亡は起こっています。お産に関していえば、やはり一定の確率で障害児も生まれているのです。

確率は低いけれども、ゼロではないことはたくさんあります。たとえば、街を歩いていて車に轢《ひ》かれて死ぬ確率は、相当低いけれどもゼロではありません。ただ、そんなことは起こらないと思っているから、高齢者が運転して死亡事故を起こすと大騒ぎをするのです。

運転者が誰であろうが、統計上、日本では1日に約10人が交通事故で亡くなっている（2021年調べ）のです。都合の悪いことは起こらないと考えていると、リスクの確率を考えたうえでものごとを決定することができません。

当然、リスクへの対策も立てていないので、想定外のことが起こるとパニックになってしまいます。東日本大震災における東京電力の原発事故も、今回のコロナ禍も、そうした思考が背景にありました。

別の言い方をすると、これは日本人にありがちな「頭の固さ」そのものです。日本の場合、いったん決定したらなかなか変更しないし、変更したらもとに戻れないという感覚が強すぎるように思います。

政策でも何でも、ダメだったら戻ることができるという思考回路があればこそ、試行錯誤できるはずなのに、そう思えないから改革が進まないというところもあるのではないでしょうか。

うまくいかなかったら、柔軟にやり直せばいいのです。少なくともいったん決めたことはずっと守りつづけないといけないという意固地さや、逆に、いったん変えたら後戻りができないと思い込む柔軟性を欠いた発想は、「頭がいい人」の頭を確実に悪くします。

確率の考え方を取り入れると、**ものごとは起こるときには起こるのです。リスクに対処することも必要だし、想定外のことが起こったとき、柔軟に対処することも織り込んでおく**という姿勢を、「頭がいい人」に勧めたいのです。

第3章
頭がいい人は、「足し算健康法」を心がける

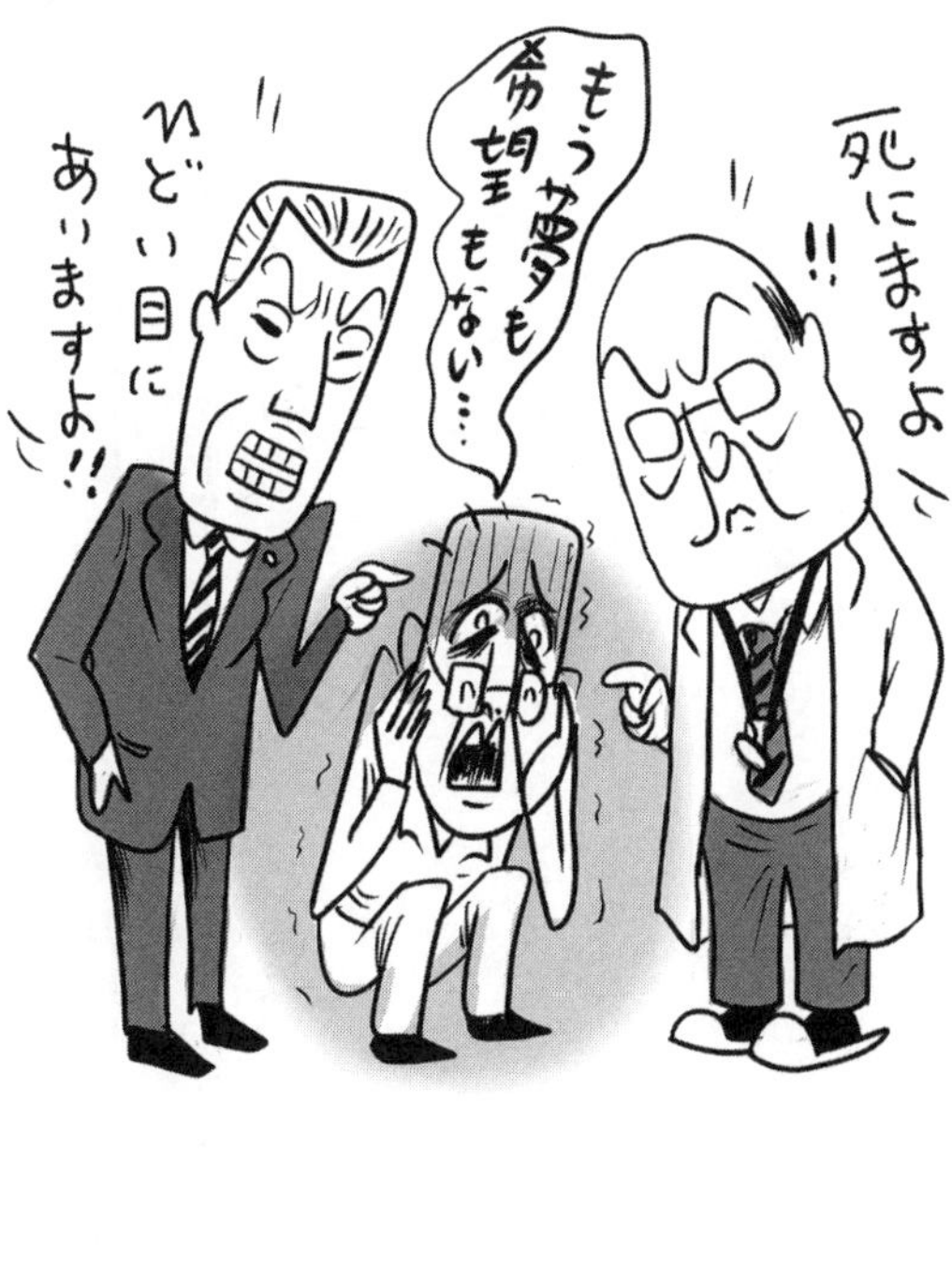
死にますよ!!
もう夢も希望もない…
ひどい目にあいますよ!!

高齢になるほど「足りない害」が大きくなる

健康長寿であるためには、病気を治してもとの状態にしただけでは不十分です。これからは〝人生100年時代〟だとさらりといわれますが、そのためには70歳や80歳で老人然としょぼくれているわけにはいきません。

つまり、70歳、80歳で年齢相応では満足できず、いま以上に若返りたいとか、もっと元気になりたいと願う人も多いはずです。さらには、できれば50歳くらいの体に戻りたいというニーズも出てくるはずです。そうあってこその健康長寿です。ですから、いま以上に元気になるためには、「足し算」が大切です。

ところが、日本人は概して、「引き算」が健康長寿の秘訣だと思い込んでいるフシがあります。みなさんも、節制やがまんすることが健康にいいと思ってはいないでしょうか。

「歳をとったから、野菜中心の食事にしている」

「コレステロールが心配だから、肉類は控える」

そう考えている人は少なくありません。さらに、太っているのは不健康、ダイエットをすれば健康になれる、と信じている人もたくさんいます。

でも、こうした「引き算健康法」は間違っています。少なくとも60代以降のダイエットは健康には結びつかず、むしろマイナスになります。

ある程度以上、歳をとると、一般的には足りないほうが、余っているよりも体や脳に悪影響を及ぼします。しかも、歳をとればとるほど、足りないことによる影響が出やすくなります。60代以降のダイエットは、健康には逆効果でしかありません。

第1章でも触れたとおり、何かと嫌われているコレステロールも、体にとって大切な栄養素の一つです。細胞壁の材料がコレステロールなので、不足すると免疫細胞も正常に働かなくなります。つまり、免疫力が下がります。

免疫細胞だけではありません。コレステロールはさまざまな細胞の細胞壁の材料なので、不足すると体がしぼんで見えるようになり、肌もツヤがなくなってきます。脳にセロトニンを運ぶことにも関係しているので、不足すると、うつのようになって元気がなくなります。

コレステロールを気にして肉や卵を減らすのは、しょぼくれた老人への近道といっても過言ではありません。年齢とともに栄養の吸収も悪くなるので、むしろ意識して積極的に肉や卵を摂ったほうがいいのです。つまり、「足し算」の健康法で心と体を整えていくべきです。

このように、順を追った思考で納得できるのは、やはり「頭がいい人」だといえます。**日頃から、データをもとに自分で論理的な思考を進めることを心がければ、頭のよさをさらに鍛えていくことができるでしょう。**

「引き算」が前提のメタボ対策からは卒業しよう

実際、日本老年医学会や東京都医師会は、「歳をとったらメタボ対策はやめて、フレイル予防に切り替えましょう」とホームページ上で明記しています。

「フレイル」とは、加齢にともなう虚弱状態を意味しており、健康から要介護へと移行する途中の時期を指しています。年齢を重ねると、誰しも、ちょっとやせてきた、走るとすぐに息切れする、前より疲れやすい、出かけるのが億劫だと感じることがありますが、これがフレイルの入口に立っている状態です。

放っておくと、体も心も、さらに社会的なつながりも弱くなって、本格的な要介護の状態へと進んでいくわけです。

フレイルには、①体の虚弱、②こころと認知の虚弱、③社会性の虚弱、という三つの要素がありますが、メタボ対策は、少なくとも②と③への近道となります。つまり、「サルコペニア」と呼ばれる筋肉の衰えに直結します。

サルコペニアを防ぎ、筋肉を維持するには、まず肉や魚、卵、乳製品といったタンパク質を豊富に含む食事によって、筋肉の材料を体に取り入れることが必須です。もちろん、歩いたり、スクワットをしたり、運動をしたりすることも必要です。

でも、メタボを気にして肉類は控えているといった食生活では、筋肉は材料不足で細くなって衰えていきます。その理由の一つは、加齢とともにタンパク質から筋肉をつくるスピードが低下するからであり、栄養（とくにタンパク質）摂取量の不足でますます筋肉が落ちるからです。

また、肉類には、セロトニンの原料となるアミノ酸、トリプトファン、セロトニンを脳へと運ぶために必要なコレステロールが含まれます。**心を元気にするためにも、「引き算」になりがちなメタボ対策は卒業する必要があります。**

年齢とともに、意識して「足し算」をすることが重要になります。

「足し算」をするには栄養学が大切

食事や栄養素が生物の体のなかでどのように働くのか、それが健康にどう影響するのかを研究する学問が「栄養学」です。

医学が病気の診断や治療に重点を置いており、医師による食事の指導は、健康の維持というよりも、病気の治療と予防ばかりに目が向きがちです。医学部で栄養学をほとんど教えていないという問題もありますが、そもそも権威主義的な医師の世界では、栄養学を軽視する風潮があるのも事実です。

プロローグで触れた「脚気論争」も、細菌から治療へとアプローチしたい陸軍軍医、森林太郎の一派と、イギリス海軍に脚気患者がいない事実をもとに、栄養学からアプローチした高木兼寛の一派の争いでもありました。

結局、高木の主張したとおり、食生活の改善によって海軍では脚気患者がいなくなりました。栄養学からのアドバイスは、健康の維持のみならず、しばしば病気の治療と予防にも有効です。

ですから、なんとなく具合が悪いことの多い高齢者の場合、悪いところをピンポイントで治す医学よりも、日常生活のなかで健康を増進していく栄養学の知見をもっと取り入れていくことが賢い行動だと思います。

海外に目を向けると、こんな事例があります。一時期、「フレンチパラドックス」が話題になりました。欧米では人口10万人あたり150〜200人くらいの男性が心筋梗塞で死亡していたので、コレステロール値が高い国は心筋梗塞も多いとされてきたのです。

ですが、同じくらい肉を食べているフランス、イタリア、スペイン、ポルトガルといった南欧の国々では、心筋梗塞による死亡が目立って少なかったのです。その理由は、ワインに含まれるポリフェノールなどの抗酸化物質と考えられました。

ところが、心筋梗塞による死亡率がもっと低い国がありました。それが日本と韓国なので、赤ワインではなくて、肉と魚の両方を常食することではないかとされたのです。実際、フランス、イタリアほかの南欧諸国は、肉とともに魚介類をよく食べる地域です。

そこから、魚に含まれる脂肪の一種であるＤＨＡ（ドコサヘキサエン酸）が注目され、アメリカ人がサプリメントとして日常的に摂るくらい普及したところ、現実に心筋梗塞が減ってきたのです。

ワインに含まれるポリフェノールなどの抗酸化物質であれ、サプリメントで摂るＤＨＡであれ、「足し算」によって健康に近づくことができる典型例といえるでしょう。こうした知識に対してアンテナを張っておくことも、「頭がいい人」の健康法として大切です。もちろん、その際は「〇〇は体にいい」という断片的な情報を鵜呑みにするのではな

日本と韓国は心筋梗塞による死亡率が低い

〈虚血性心疾患死亡率（2002年）の国際比較〉

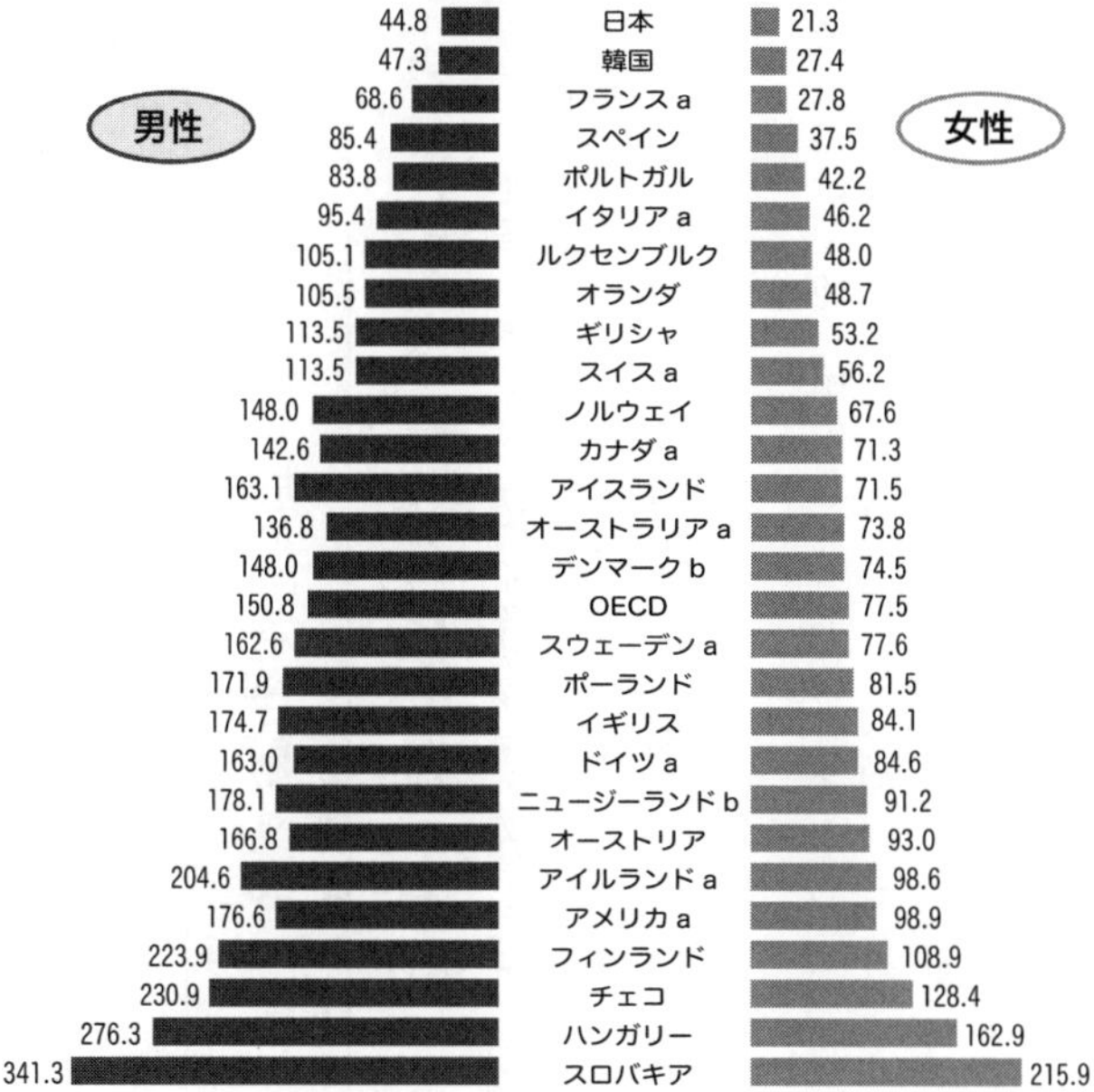

注）aは2001年、bは2000年。原資料はWTO死因データベース（2005年3月）。図は女性の昇順。死亡率は標準化死亡率（人口10万人当たり）。年齢標準化は1980年OECD人口ベース。
出所）OECD,Health at a Glance 2005

く、**なぜ体にいいのか、その情報はどんなデータに基づいているのかにも注意を払うのが「頭がいい人」の習慣**です。

「よい脂肪」と「悪い脂肪」を理解する

メタボを気にする人は脂肪を徹底的に嫌いますが、体にとって脂肪は必要なものです。私がここで言いたいのは、脂肪を摂らないことの問題です。脂肪は邪魔なもの、体にも食品にもアブラは少ないほうがいいと考えている人が多いようです。

ですが、私たちの体は脂肪をうまく利用して、細胞を再生させたり、新陳代謝を行ったりしています。

言い換えれば、体を再生し、若返らせるために脂肪を必要としているので、単純に脂肪を減らせばいいわけではありません。

先に、免疫細胞ほかのさまざまな細胞は、コレステロールが細胞壁の材料になっていることに触れました。いうまでもなく、コレステロールも脂質の一種です。つまり、脂肪の成分が含まれていることで、細胞に張りが出るし、柔軟性も保たれているわけです。

したがって、いわゆる「油抜きダイエット」でやせると、本当に油切れして干からびた細胞になりやすく、やつれた容姿になりがちです。しかも、年齢以上に老け込んだ外観になってしまいます。もちろん、「よい脂肪」と「悪い脂肪」があることの認識が大切です。

いまでこそ、マーガリンは健康によくないことが知られるようになりましたが、以前は、「バターは動物性脂肪だからよくない。マーガリンは植物性なので体にいい」といわれていたことを覚えている人も多いでしょう。口当たりがよく、健康的であることをアピールするテレビCMもさかんに流れていました。

評価が一転したのは、マーガリンに多く含まれるトランス脂肪酸が、動脈硬化の原因になりうるとわかったからです。

さらに、アレルギー、認知症、脳血管障害、がん、糖尿病など、さまざまな病気との関連が疑われています。

食物から摂らなければならない脂肪もある

健康の理論や実践方法には、はやりすたりがありますが、脂肪と健康の関係はその典型です。「頭がいい人」は、こうした知識のアップデートを怠りません。いまでは、オリーブオイルのように、体についた脂肪を燃やす油があることもわかっています。

食品に含まれる脂肪の主成分を脂肪酸といいます。脂肪酸は、炭素のつながり方の違いによって、飽和脂肪酸と不飽和脂肪酸に大別されます。

そして、前者を多く含むバターやラードなどの動物性脂肪は固まりやすく、不飽和脂肪酸を多く含むオリーブオイルやサラダ油などの植物性脂肪や魚の脂肪は固まりにくいのです。

一般に、不飽和脂肪酸を多く含む脂肪が体にいいとされますが、細かく見ていくと、コーン油、大豆油などのグループ（オメガ6）と、魚脂に多く含まれるＤＨＡやＥＰＡ（エイコサペンタエン酸）などのグループ（オメガ3）の比率が4対1であることが理想で

中高年から「足し算医療」で摂りたい栄養素

亜鉛　免疫システムの活性化、男性機能の維持、たんぱく質やDNAの合成、成長ホルモンの活性化に必須
▶▶▶▶ 牡蠣、カタクチイワシ、豚レバー、牛肉もも、カボチャ、焼きのりなど

セレン　抗酸化作用、免疫システムの活性化、肝臓の保護
▶▶▶▶ カツオ類、からしなどの香辛料、豚肉、牛肉

クロム　炭水化物や脂質の代謝を助ける、インスリン分泌のコントロール
▶▶▶▶ あおさ、てんぐさ、あおのり、刻み昆布などの藻類、バジル、パセリなどの香味野菜

マンガン　骨の発育に重要、糖脂質代謝や皮膚代謝などの酵素反応に必須
▶▶▶▶ 香辛料やお茶に多く含まれるほか、クローブ、シナモン、しょうが、玉露、せん茶など

出所）プレジデントオンライン 2022年2月26日号

す。

つけ加えるなら、体にとって脂肪は必要なものなので、摂取しなければ体が勝手に脂肪をつくりだします。脂肪抜きを徹底すると、体は炭水化物を脂肪に変えてしまい、これが内臓脂肪の原因になりやすいのです。

体がつくりだす、そんな脂肪がある一方で、オメガ6系とオメガ3系の不飽和脂肪酸などは体内では合成できないため、食物から摂らなければなりません。

基本的に健康な人間の体は、組成として脂肪が15〜25パーセントあるわけです。摂らなければいい、摂らなくてもい

いというわけではありません。そのことを理解したうえで、「よい脂肪」を摂ることが賢い食生活です。

結核や脳卒中が減少したのは栄養学の成果

1950（昭和25）年まで、日本人の死因の第1位だったのが結核です。その後、結核にかかる人は大きく減少し、死因の順位でも急速に下がって、現在では30位くらいになっています。

日本人が結核で死ぬことはほぼなくなった理由を、ストレプトマイシンなどの画期的な治療薬の普及にあると思っている人もいますが、これは治療薬ですから結核患者が減った理由を説明できません。

結核にかかる人が激減した最大の理由は、栄養状態が向上したためです。戦後、アメリカ軍が脱脂粉乳などを配ったこともあって、日本人は飢餓状態を脱し、とくにタンパク質の摂取が増え、食料事情の好転とともに結核が減少していきました。

たとえ結核菌が体内に入ってきても、免疫の働きで抑え込むことができるようになったわけです。栄養と結核は深い関係があり、低栄養の状態では結核の病状は悪化します。そのため、栄養状態があまりよくない開発途上国などでは、いまも結核で亡くなる人が少なくありません。

結核に代わって、死因の第1位になったのが脳血管疾患（脳卒中）です。以降、ちょうど30年間、1980（昭和55）年まで死因のトップでした。その頃まで日本人は肉をそれほど食べていなかったため、タンパク質不足だったのです。

さらにいえば、以前の脳卒中は、血管が破れて脳内出血を起こすケースがほとんどでしたが、現代では血管が詰まる脳梗塞が6割くらいを占めるようになっています。

結核も脳卒中も、減少したのは栄養学の成果といえますが、医師たちはウソをつくのがうまいので、医療のおかげ、薬のおかげと思わせています。

でも、先進国のなかで唯一、がん死が増えている状態を見るにつけ、日本人の免疫機能が上がらないのは、栄養学を軽視しているからだと考えざるをえません。高齢者が増えれば増えるほど、栄養学が大事になることは明白ですが、いまだにほとんどの医学部で栄養学が教えられていないのは、つくづく異常なことだと思います。

糖尿病の人のほうがボケにくい

「引き算」より「足し算」が重要なのは、栄養状態にかぎりません。私の場合、糖尿病で血糖値が660mg／dℓまで上がったことがあります。高血糖が続くと細い血管や神経細胞がダメージを受けるので、中長期的には問題がありますが、短期的にはのどが渇くくらいで、とくに何も起こりません。

一方、血糖値が低いと、早急に対応する必要があります。低血糖とは血糖値の正常範囲（70～110mg／dℓ、食後2時間は140mg／dℓ以下とされる）より下回る状態のことで、冷や汗、動悸、意識障害、痙攣《けいれん》、手足の震えなどの症状が表れます。50～60mg／dℓくらいまで下がると、意識障害を起こす確率が非常に高いのです。30～40mg／dℓまで下がると生命の危険があります。

つまり、高血糖でただちに死亡することはありませんが、低血糖は短時間で死へとつながってしまうのです。とくに高齢者では、肝臓や腎臓の働きが低下しており、糖尿病の薬を飲んでいるようなケースでは、薬が効きすぎて低血糖を起こしやすくなるので注意が必要です。

私たち老人医療を専門とする医師は、低血糖の害が大きいことを何度となく体験しています。高齢者の臨床の現場では、血糖値を正常にしようとして低血糖の時間帯ができてしまい、ぼんやりしたり、ボケたような症状になる人や、失禁したりする人をしばしば見かけます。余っている害より、足りない害が明らかに大きいのです。

誰でも加齢とともに、動脈硬化によって血管の壁が厚くなり、血液の通り道は狭くなります。この状態で低血糖を起こすと、脳にブドウ糖が届きにくくなるため、意識の混濁や言葉が出なくなるといった、ボケたような症状が簡単に表れます。高齢者の臨床経験が豊富な医師なら、「糖尿病の人のほうがボケにくい」という感覚を持っている人も多いのです。

私が昔勤めていた高齢者専門の総合病院で行われた長期間の追跡調査でも、高齢者にとって、血糖値が高いことはそれほど害にはならないという結果が出ています。

高齢者はもっと塩分を摂ったほうがいい

「引き算」の最たるものの一つに、塩分制限があります。厚生労働省の「日本人の食事摂取基準2020年版」では、1日の塩分摂取量の基準として、男性7・5グラム未満、女性6・5グラム未満、日本高血圧学会では6グラム未満としています。

みなさんのなかにも、「塩分は健康の敵」と思っている人は多いのではないでしょうか。でも、私は、塩分を減らしすぎるのは、かえって健康によくないと考えています。

先に、塩分過多の食生活で脳卒中が多かったことに触れましたが、じつは**減塩だけで血圧が大きく下がることはなく、塩分摂取量が減って平均寿命が延びるというデータもありません**。

少なくとも高齢者に関していえば、私はもっと塩分を摂ったほうがいいと思っています。というのも、高齢者は腎臓の機能が低下してくるため、低ナトリウム血症がよく見られるからです。

どういうことか、少し説明しましょう。

腎臓には「ナトリウム貯留」という機能があり、塩分を控えてナトリウム分が不足すると、排出しないでキープするように働きます。反対に、塩分を摂りすぎたときは、ナトリウムをどんどん排出するのでおしっこがしょっぱくなっています。

腎機能が正常であれば、塩分が多少不足しても摂りすぎても、血液中に必要なナトリウム濃度は保たれるのですが、高齢になると、このナトリウム貯留の機能が低下して、ナトリウムが足りないのに、おしっこから排出されてしまうことが増えます。

大量の水分摂取、腎不全、心不全、肝硬変といった病気、利尿薬の使用など、さまざまな原因により、高齢者には低ナトリウム血症がとくに起こりやすくなります。

血液中のナトリウム濃度が低下したとき、まっさきに症状として表れるのは、脳機能の障害で、具体的にはひどく眠くなるなど反応が鈍くなったり、意識障害を起こしたりします。

自動車の運転中であれば、事故を起こす可能性が非常に高くなることが容易に想像できるでしょう。

「足りない害」によって高齢者の交通事故が起こる

先に述べたように、私は高齢者が起こす交通事故は、かなりの割合で意識障害が原因になっているのではないかと考えています。

低血糖や低ナトリウム血症のほかにも、高齢者は加齢により肺機能が低下してくるため低酸素血症になりやすく、これも意識障害を引き起こします。糖分や塩分、さらには酸素など、高齢者の場合、「足りない害」の影響は想像以上に大きいのです。

高齢者が運転中に交通事故を起こすたび、テレビのニュースやワイドショーでは大騒ぎして報道します。

ですが、高齢者だから危ない運転をしているわけではなくて、運転していて意識障害を起こしたら、危ないに決まっています。

車3、4台とぶつかりながら理髪店に行き、自宅に帰ってきても、事故を起こしたことをまったく覚えていない高齢者もいました。日頃から慎重に運転していた人が、その日に限って信号無視を繰り返し、事故を起こしたようなケースでは、意識障害を起こしていると考えるのが妥当でしょう。

老人医療を専門にしていると、認知症と譫妄《せんもう》という症状の鑑別が非常に重要になってきました。

たとえば、80代の人が入院すると、その日のうちに病室で大声を出したり、「天井に虫がいっぱい這《は》っている」「テレビから天皇陛下が声をかけてきた」などと言い出したりすることがよくあります。

その様子を見ていると、家族など一般の人は、ボケたのだろうかと思うようですが、1日でボケることはありません。これが「譫妄」と呼ばれる、高齢者に多く発症する意識障害の一種です。

20年前なら、少なからぬ医師がボケ扱いしていたかもしれません。でも、いまは、ある程度経験のある医師や看護師なら、ボケたのではなく意識障害だとわかります。それだけ世の中に高齢者が増え、老人医療の知識や経験知が医療現場に普及したわけです。

高齢者は意識障害を起こしやすい

譫妄は、入院のような環境の変化だけでなく、風邪薬が効きすぎたとか、睡眠薬の効果が翌日まで残ったといったことでも起こります。

「血圧が高いから降圧剤を飲みましょう」と薬を処方する医師が多いのですが、薬で血圧を下げると血液の循環が悪くなり、頭がぼんやりしてボケたようになったり、足元がおぼつかなくなったりするケースもよくあります。

一般に、**高齢者は代謝機能が低下しているため、簡単に意識障害を起こします**。超高齢社会の日本では、これは常識と考えておくべきでしょう。

当然、高齢者の交通事故では考慮しなくてはいけません。ところが、テレビのコメンテーターは、こうしたことにまったく無知であるばかりか、知ろうともしないで、事故を起こした高齢者を一方的に断罪します。コメンテーターのなかには大学教授と称する医師もいましたが、ろくに臨床をしていないことが露呈しています。

高齢者が意識障害を起こしやすいからといって、免許を取り上げるのはあまりにも乱暴です。地方に住んでいれば、買い物や通院などに車は必須なので、免許を返納するとほとんど外出できなくなります。そうなると老いが一気に加速して、要介護のリスクが高くなることは前章で述べたとおりです。

今後も、高齢者が運転するケースが増えていくのは確実です。事故の原因に高齢者特有の理由があることを直視し、正確に認識してこそ、それを防ぐ手立てが見えてくるはずです。つまり、薬の見直しをきちんとすべきなのです。

「高齢者だから危ない」と単純に結論づけて、世論も免許をとりあげる方向へと向かうのは、要介護の高齢者を増やすばかりです。社会保障費を抑制する意味からも、「足りない害」に目を向けることが重要です。

不足を補うサプリメント

アンチエイジングの分野で世界的に著名なフランスのクロード・ショーシャ医師

は、おしっこの検査を重視しています。人それぞれの代謝機能、解毒機能の状態を知って、一人ひとりに必要なサプリメントを出すためです。

たとえば、肝臓では、代謝機能によってエネルギーをつくりだしたり、デトックス（解毒）をしたりしているわけですが、おしっこに排出された物質の種類や量によって、どんな機能が、どう低下しているのかがわかります。

おしっこの検査から、ピンポイントで必要なものがわかるのですが、精密にわからない場合はどうすればいいでしょう。足りない害よりも余っているくらいのほうがいいと考えると、厳格に必要なものだけを摂ろうとするよりも、自分にとってよさそうなサプリメントを飲んでおくことをお勧めします。

加齢とともに微少な物質の吸収も悪くなってくるため、サプリメントで摂っておいたほうがいいのです。とりたてて害になるとは私は考えていません。「足し算医療」は、歳をとるとともに減っていくものを足すという考え方が根底にあります。とはいえ、余計なものは摂らないほうがいいと思う方は、次のように考えればいいでしょう。

●サプリメントを飲んでいるほうが体調がいいのであれば続ければいい
●飲んでも大して変わらないとか、気分が悪くなるようならやめればいい

近年、若い人のうつ病に抗うつ剤がなかなか効かないことが問題になっています。そのため、抗うつ剤にかぎらず、睡眠薬や精神安定剤などを含め、処方される薬の量がどんどん増えていることが指摘されています。

とくに患者さんが、指示された服用量よりたくさん摂取することが問題視されており、厚生労働省もなるべく薬物治療を抑えるようにと指導しているくらいです。

でも、お年寄りのうつ病には、抗うつ剤が効くことが多いのです。これはやはり、脳内で神経伝達物質のセロトニンが不足することが、うつ病を引き起こしているためだろうと私は考えています。

睡眠薬とか精神安定剤は、神経細胞でレセプター（受容体）を抑えて神経の活動を抑えます。一方、現在の抗うつ剤は、放出されたセロトニンなどがムダにならないように、神経を立ち上げる働きをします。睡眠薬や精神安定剤は「引き算医療」、抗うつ薬

は「足し算医療」といえそうです。

加齢にともなうホルモンの減少で老化する

年齢とともに減ってくるものは、ほかにもたくさんあります。歳をとると血糖値が上がっていく要因の一つに、インスリンの分泌が加齢によって減っていくことが考えられます。

インスリンは、膵臓から分泌されるホルモンの一種です。ホルモンとは、私たちの体のなかでさまざま器官の働きをコントロールしている、ごく微量の化学物質のことです。

そんな重要なホルモンですが、加齢にともなうホルモンの減少と、ホルモン相互の分泌バランスの崩れなどによって、体の持つ自然治癒力や自己調節機能が衰えてしまうのです。そのため、人間は老化するというのが、老化学説の一つである「内分泌説」として唱えられています。

なかでも減少が顕著なのは、成長ホルモン、男性ホルモン、女性ホルモンといった「性ホルモン」です。

成長ホルモンは成長期にたくさん分泌されますが、身長を伸ばす作用だけではありません。細胞の新陳代謝にかかわっているため、分泌が低下して不足すると、しわ、たるみなど肌の老化が進んだり、体力や筋力が衰えて疲れやすくなったりします。こうした悩みに応えて、成長ホルモンの分泌を促すサプリメントもあります。

ただ、即効性と活力が増す感覚が最も高いのは、やはり「男性ホルモン補充療法」です。具体的には、男性ホルモンの一種であるテストステロンを注射したり、塗ったりして、体内に取り入れる方法です。

じつは私のクリニックでも、いちばんリピーターが多いのは男性ホルモン補充療法で、これを受けると頭が冴えて元気が出てきます。やる気や意欲も湧いてきます。「ゴルフの飛距離がぜんぜん違います」と言う人もいました。

同じだけ肉を食べたときも、同じだけ運動したときにも、テストステロンの働きで、筋肉が若い頃のようについてくるためです。筋肉がつけば足腰が弱ることもなくなり、足元がしっかりしてきます。ゴルフをしない人にとっても非常に有用です。

男性ホルモン治療はドーピングなのか

日本では、この男性ホルモン補充療法が、ある種の反則技とかドーピングのように思われがちで、抵抗を感じる人が少なくありません。たしかに、テストステロンは筋肉増強剤の一種とされているので、スポーツ選手であればドーピングになります。

ですが、私たち一般人がテストステロンを使ったからといって、問題になることはまったくありません。とくに高齢者の場合は、意欲も含めて元気にしてくれるので、非常に大きなメリットがあります。

80歳を超えてエベレストに登頂した三浦雄一郎さんも、男性ホルモン補充療法の恩恵を受けていることを公表しています。スポーツジムに通うのと同じような感覚で、体力をつけ、元気を増すための選択肢の一つとして、男性ホルモン補充療法を捉える必要があります。

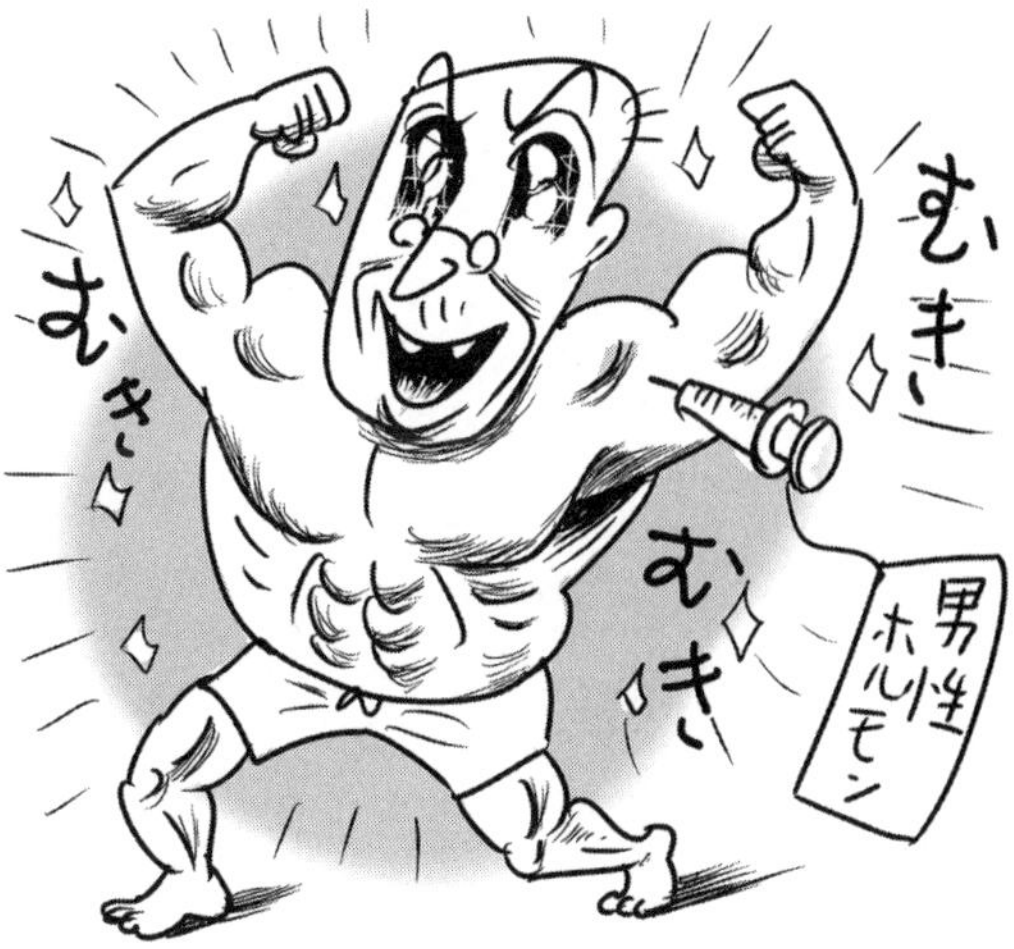
むきむき
むき
むき
男性ホルモン

同じホルモンの一種であるインスリンの場合、分泌が減って血糖値が高くなった人は、何の抵抗もなく低血糖のリスクがあるインスリン注射を受け入れています。メリットがたくさんあるにもかかわらず、テストステロンに拒否反応を示すのは賢い判断とはいえません。

データと論理で判断するのが「頭がいい人」、感覚と感情で判断するのが「頭が悪い人」の行動パターンです。

私は、「足し算医療」のなかでもいちばん有効性が高いのが、この男性ホルモン補充療法だと考えています。いまよりよくすることをめざす美容系の医療では、「足し算」が普及していますが、よく行われているしわ取りや植毛よりも、男性ホルモンの補充は若返り効果が高いのです。

たとえば、しわやたるみ、シミなど、顔をいくら施術しても、全身にきっちりと筋肉がついてきて、姿勢まで変化する男性ホルモンにはかないません。意欲も湧くので、表情も若々しくなってきます。

次章でくわしく述べますが、歳をとって老け込む最大の要因は意欲の低下です。ですから、若返り効果という意味からも、男性ホルモン補充療法は「足し算医療」の最たるものといえるのです。

平均寿命が延びた以上、若々しくいられる時期を延ばさないと、せっかくの長寿なのに、老け込んだ老後があまりにも長い、罰ゲームのような人生になりかねません。さまざまな「足し算」をドーピングのように捉えて否定するのは、「頭が悪い人」の行動といえそうです。

コロナ自粛で免疫力が低下したことは想像できる

「引き算医療」と「足し算医療」の発想の違いが最も顕著に表れたのが、新型コロナウイルスへの対策です。日本の感染症学者が主導した対策は、「引き算」そのものでした。つまり、「外に出るな」「人と喋るな」など、いろいろなことを禁止して感染を防ごうとしたわけです。

これに対して、ウイルスに対する免疫をつけるワクチンは「足し算」といえます。ご存じのとおり、ウイルスの情報をあらかじめ免疫細胞に記憶させておいて、いざウイルスが侵入してきたとき、すばやく攻撃して排除するというものです。

周辺に多少ウイルスが飛んでいても、免疫機能がしっかり働いていれば病気にはかかりません。そう考えると、ワクチンだけでなく、自然免疫を強化しようという発想も出てきます。

つまり、コロナがはやっている時期だからこそ、「外に出て運動しましょう」「しっかり食べましょう」「ビタミンCを摂りましょう」という呼びかけがあってもよかったと思います。

なぜ私がそう考えるのかを説明する前に、免疫について少し整理しておきましょう。

そもそも、免疫とは、ウイルス、細菌、がん細胞など、体にとっての異物（敵）を排除する仕組みです。私たちの免疫には、生まれつき備わっている「自然免疫」と、一度体内に敵が侵入したことで後天的に形成される「獲得免疫」の2種類があり、この獲得免疫の仕組みを利用しているのがワクチンです。

ウイルスであれ、がん細胞であれ、敵と最初に戦うのは自然免疫の細胞です。戦いながら、敵の情報を獲得免疫を担当している細胞に伝えると、抗体という武器をつくりだして敵を排除するメカニズムです。

この2段構えになった免疫の仕組みは、誰もが持っているものですが、免疫力はいつも一定ではありません。人により、また状況により、高まったり弱まったりします。また、**免疫力は加齢によって、さらに生活習慣の乱れや、ストレスによって低下する**ことも判明しています。

今回のコロナ禍では、禁止や自粛によって多くの人が家のなかにひきこもってしまったために、免疫力が低下したことは容易に想像できるでしょう。それでなくても、加齢によって免疫力の下がっている高齢者なら、なおさらです。

すなわち、免疫力の低下によって、かえって新型コロナが蔓延し、重症化や死亡をもたらしたとも考えられます。ワクチンの効果が思ったほど上がらないのも、多少は早く抗体をつくりだしたとしても、そもそも獲得免疫の細胞が弱かった可能性があるとも考えられます。

結局、禁止や自粛という「引き算医療」は、頭の悪い対策だったというほかありません。「頭が悪い人」に振りまわされて、日本人全体の元気がなくなってしまったのです。

歳をとるほど筋肉は動かしたほうがいい

運動不足の影響も、歳をとればとるほど顕著に表れます。使わない筋肉は萎縮する「廃用性萎縮」という現象が、高齢になるほど起きやすいためです。先述したように、80代になると、日頃は元気に暮らしている人でも、風邪をこじらせて1、2カ月も入院していると、リハビリをしないと歩けなくなってしまいます。

20代、30代の若者が骨折して、1カ月の間、横になっていたような場合は、骨がつながれば立ち上がれるし、歩くこともできますが、年齢が違えばまったく違う経過となります。

じつは、誰でも、筋肉は毎日、少しずつ分解されています。一方、使っている筋肉は、その負荷に見合うだけ、新たに筋肉がつくられる仕組みがあります。そのため、使わないでいると、分解される筋肉のほうが、つくられる筋肉よりも多いので小さくなります。つまり、萎縮してしまうのです。

この新しく筋肉をつくる機能は、歳をとればとるほど低下します。食事で摂ったタンパク質（を分解したアミノ酸）から、筋肉を合成するスピードが落ちるのです。筋肉の合成に関係する成長ホルモンや男性ホルモンが減少するからです。

結果として、運動不足などで筋肉を使わなかったときの影響が、若い頃よりも強く表れることになります。歳をとるにつれ、何もしないでいると筋肉は衰えます。お腹は出ていても手足が細いのが老人の体形ですが、そうなるのも筋肉が落ちるからです。

現役時代は毎日通勤していたという人が、定年後は自宅にずっといる状態になれば、運動の量が大きく減って、運動が引き算されていきます。歳をとるほど筋肉は動かしたほうがいいのに、定年になると動かなくなってしまうのが問題です。

現役時代よりも年齢を重ねているのだから、運動の量も足し算していく必要があります。無理をして激しい運動をする必要はありませんが、少なくとも通勤して仕事をしていた頃よりも、体を動かす量は意識的に増やすことが大切です。

メタボ対策からフレイル予防に切り替える

年齢とともに歩く速さが落ちたり、握力が低下したりしやすくなりますが、これは筋肉が減少して、筋力が弱ってくるためです。そうなると、疲れやすくなるので外出するのも億劫になり、さらに筋力が衰えるという悪循環に陥ります。こうして、心身の活力が低下したフレイル（123ページ参照）へと進んでいくわけです。

筋肉が落ちやすく、つくられにくくなっていることがわかれば、健康維持のためにダイエットを頑張ろうという考え方がいかにナンセンスで頭の悪いことなのかがおわかりいただけるでしょう。歳をとるほど、ダイエットの害が大きくなるのです。

フレイルのチェックポイントの一つに、体重の減少があります。体重が減った＝脂肪が減っていると思い込んでいる人もいますが、これは誤解です。

年齢とともに筋肉がつきにくくなっているうえ、日本人はもともとタンパク質の摂取量が少ないため、高齢者が頑張ってダイエットすると、脂肪以上に筋肉が落ちてしまう

のです。

見た目はほっそりして、モデル体形になったと喜んでいる場合ではありません。食事制限によって体重が減少したのなら、まず筋力が低下していると考えましょう。

繰り返しになりますが、最も長生きするのは、ちょっとぽっちゃりした小太りの人なのです。BMIの数値が25を超えた人のほうが、それ以下の人よりも長生きするのは、世界中の統計データが示しています。

若い頃からしっかり食べても体質的に太らなかったという人であれば、やせていてもそれほど害はないように思いますが、60代、70代でダイエットしてわざわざやせぎすの体になる必要などありません。80代、90代にもなれば、やせていくのが普通ですから。

年齢を重ねるとともに、体を動かす量が減るだけでなく、食も細くなっていきます。定年退職した年齢ともなれば、栄養の摂りすぎよりも、栄養不足のほうがよほど大きな問題です。「メタボ対策」から「フレイル予防」へと切り替えていくことこそ、「頭がいい人」の健康法です。

先述したように、日本老年医学会や東京都医師会は、数年前から、「歳をとったらメタボ対策はやめて、フレイル予防に切り替えましょう」と、運動や栄養の大切さをさかんに説いていました。

ところが、新型コロナがはやりはじめた途端、ダンマリを決め込んでしまいました。東京都医師会などは自粛の片棒を担いで、「外出は控えましょう」と運動しないことを是《ぜ》としていたのですから、定見のなさに呆れてしまいます。メタボ対策からフレイル予防へと切り替えていくことの大切さは間違っていません。

前頭葉を若々しく保つには強い刺激が必要

一般に、年齢を重ねるほど、感受性は鈍くなると思われています。女性の10代後半は、「箸が転んでもおかしい年頃」といわれます。「何でもないこともおかしがって笑う年頃」(『大辞林』第3版）という意味で、実際、その様子をすぐに思い浮かべることができるでしょう。

歳をとると、そんなふうに簡単に感情が動くことが減ってきます。これはいろいろな経験を重ねて、初めてのことに驚いたり感動したりしなくなるからです。脳の機能から解説すると、前頭葉が老化することで、脳が反応するためには強い刺激が必要になるからです。

前頭葉は、大脳の前方の部分のことです。思考、意欲、感情、性格、理性などをつかさどっており、創造性、他者への共感、想定外のことに対処するような、微妙な感情や感情から生まれる行動を担っています。人間らしい感情や行動を生み出している重要な部分です。

意欲や自発性といった感情は、行動に直結しているので、前頭葉が老化していくと、何ごとにも意欲がなくなり、活動することが億劫になってきます。ですから、**前頭葉の機能を若々しく保つためには、若い頃よりも強い刺激が必要**です。強い刺激を足し算するよう心がけましょう。

箸が転んでも笑えた頃は、若手漫才師の一挙一動にも笑えたのに、中高年になると、つたない芸では笑えなくなるものです。テレビ局のディレクターや芸人のなかには、

「いやいや、それは歳をとって、笑いのセンスがなくなったからでしょう」と反論する人がいますが、本当にそうなのでしょうか。

私の二人の娘が10代の頃、大阪に旅行に行ったときにせがまれて、なんばグランド花月に連れていったことがあります。観客の平均年齢は70代でしたが、みんなゲラゲラ笑っています。娘たちの反応はというと、涙を流して笑っていました。

つまり、お年寄りから10代の娘まで、なんばグランド花月のレベルの高い芸であればゲラゲラ笑うのです。老若男女を笑わせてはじめて、お金をもらえるのが〝芸〟ではないでしょうか。やはり本物の芸は世代を超えるのだということを、目の当たりにしました。

仲間内の世間話のような安直な芸では、お年寄りは笑えません。

演芸バラエティ番組「笑点」（日本テレビ系列）は、1966年から続く長寿番組ですが、目の肥えたお年寄りのファンに支えられて、いまも娯楽番組のなかでトップの視聴率を誇っています。

よく、芸人のレベルが下がったといわれます。たとえば、日本一の若手漫才師を決める「M－1グランプリ」（朝日放送テレビ・テレビ朝日系列）の審査員を全員80歳以上にすれば、ちゃんと実力のある芸人が登場すると思っています。

いま、社会のあらゆる場面でコンプライアンス（法令・倫理の遵守）が厳しくなっています。とりわけ、〝炎上〟を嫌うテレビ局では、お笑い番組だけでなく、ドラマでも当たり障りのないテーマや表現ばかりになっているようです。不倫騒動を起こした俳優が出演していたドラマは再放送もされません。

テレビという媒体に、「昔はもっと過激でおもしろかった」と注文をつけても仕方がありません。

アマゾンの「プライムビデオ」など有料の配信サイトで、腹から笑ったり、心が震えたりするような感動を得られるコンテンツを探してみるのも必要かもしれません。膨大な投稿映像が寄せられているユーチューブに、お年寄りの心に響く映像が埋もれている可能性もあるので、テレビに刺激を求めなくてもよさそうです。

もちろん、反応が鈍ってくるのは、テレビなど映像メディアに対してだけではありません。若い頃なら安い牛丼でもうまいと思えたのに、歳をとってくると、かなりおいしいステーキでないと感動できないとか、東京タワーを見るだけで感嘆できたのが、ピラミッドでも見ないと心が動かないといったことになってきます。

本物を体感して強い刺激を求めることも、「頭がいい人」に勧めたい大切な健康法です。

血糖値が高いほうがアルツハイマー型認知症になりにくい

高齢者にとって、血糖値が高いことはそれほど害にはならないのではないか、と先に述べました。これは、低血糖の害と比較すればマシ、といった消極的な理由でいっているのではありません。

私は、血糖値が高いことには、一定の利点があると捉えています。たとえば、血糖値が高いほうが、アルツハイマー型認知症になりにくいのではないかと思っているのです。以前、私が勤務していた浴風会病院では、伝統的に高齢者の糖尿病には積極的な治療をしないケースが多く、治療する場合も血糖値を高めにコントロールするよう

血糖値の高い人はアルツハイマーになりにくい

	アルツハイマー型認知症	非アルツハイマー型認知症	計
糖尿病	3(8.8%)*	31(91.2%)	34(100%)
非糖尿病	65(27.9%)	168(72.1%)	233(100%)
計	68(25.5%)	199(74.5%)	267(100%)

＊：p<0.03(編集注：数値の差が偶然に生じた確率は3%未満)　板垣(1992)

にしていました。

浴風会病院の板垣晃之医師の研究に、生前、糖尿病だった人と糖尿病ではなかった人の脳を解剖、比較したものがあります。それによると、糖尿病だった人でアルツハイマー型認知症と診断された人は8・8パーセントでした。糖尿病でなかった人は、27・9パーセントがアルツハイマー型認知症になっていたので、有意にずっと少ないことが示されています。

もっとも、福岡県の久山町《ひさやままち》で行われた調査では逆の結果も出ているので、断定はできません。調査では、糖尿病はアルツハイマー型認知症のリスク要因とされています。ただ、久山町の場合は、原則的に糖尿病は全例治療をしているので、治療による低血糖のダメージがアルツハイマー型認知症を増やしている可能性は否定できません。

つまり、糖尿病の治療のためにインスリンを使うことで、おそらく少なからぬ患者さんに低血糖の時間帯ができていると考えられます。低血糖は、しばしばボケたような症状や失禁などを引き起こしますが、低血糖の時間帯が神経に与えるダメージは、かなり大きいと考えられます。

糖尿病は怖いと思っている人は多いのですが、私にいわせれば、糖尿病の治療による「引き算」が怖いのです。

私自身、血糖値が660㎎／dℓまで上がったことのある糖尿病患者ですが、いまは300㎎／dℓを自分の基準としてコントロールしています。起床時に300㎎／dℓ以上あったら薬を飲むようにしているのです。それならば低血糖の時間帯はまずこないだろうと考えているからです。

一般に、糖尿病治療では、空腹時血糖値の目標は130㎎／dℓとされますが、ここまで下げようとすると低血糖の時間帯が確実に訪れます。低血糖の時間帯をなるべくつくりたくないというのが、私自身の糖尿病に対するアプローチです。

自分自身で人体実験をしているわけですが、高血糖のほうがアルツハイマー型認知症は少ないという統計を私は信じています。もちろん、個人差があるので、全員に当てはまるとは思っていません。

血圧を例にとれば、80㎜Hgぐらいでも平気な人もいます。でも、私の場合、140㎜Hgまで下げるとフラフラします。それは当たり前で、普段が220㎜Hgの人にとって140㎜Hgは低血圧になるからでしょう。

長い間、高血圧の状態が続くと、血管はいつも圧力のかかった状態となり、徐々に厚く、かつ硬くなるので、私も血管の壁が厚くなっているのでしょう。つまり、高血圧による動脈硬化で血管の壁が厚くなったために、140㎜Hgでも、160㎜Hgでも足りなかったりするのです。

たしかに、動脈硬化を予防するためには、血圧や血糖値を下げる必要があります。ですが、動脈硬化が完成してしまえば、血圧や血糖値は高めに維持しないと、脳に酸素やブドウ糖が行き渡らなくなります。

高齢になったら、若い頃とは健康常識を変えなくてはならない――私はそう思っています。凝り固まった一つの考え方にとらわれていると、頭のよかった人でも頭が悪くなってきます。頭の柔らかさを保って、年齢にふさわしい健康常識へとアップデートしていきましょう。

健康を測る尺度は幸せと思えるかどうか

日本には、「一病息災」という言葉があります。「一つくらい病気があったほうが、かえって健康で長生きできる」といった意味です。病気があったほうが体に気をつけるからという理由のようです。

かつて高度経済成長下の日本は、若くて元気なのが当たり前という世の中でしたが、超高齢社会となったいまは違います。でも、年齢を重ねてくると、病気も体の不具合もまったくない、という人はあまりいないはずです。

そもそも、「健康」とか「元気」とは何でしょうか。WHOは、「健康とは、病気でないとか、弱っていないということではなく、肉体的にも、精神的にも、そして社会的にも、すべてが満たされた状態にあること」(日本WHO協会訳)と定義しています。

私が精神科医としての経験からいえるのは、**メンタルが元気なほうが健康である**ということです。健康観というのは主観的なもので、メンタルの側面が非常に大きいのです。多少の病気を抱えていても、自分は元気だと思えたら健康なのです。

元気の本質とは、「幸せだなあ」と感じられることだと私は考えています。健康を測る尺度は、検査数値や障害の有無ではなく、幸せと思えるかどうかです。すべての検査データが正常の範囲でも、気持ちが暗く沈んだまま過ごしていたら健康とはいえません。

80代ともなれば、大小はどうあれ、体内にがん細胞を抱えているのが普通です。また、脳の萎縮は、みなさんが気づいていないだけで、40代の頃から少しずつ始まって、20〜40年かけてゆっくりと縮んでいきます。

認知症で最も多いアルツハイマー型認知症は、アミロイドβというタンパク質が脳に溜まっていくことで起こるとされています。これは、症状が表れる20年以上前から蓄積が始まっているとされています。

つまり、**症状がないだけで、体のなかでは年齢による変化が起きている**のです。外見では、歳をとると髪が薄くなるとか白髪になるとか、肌にはシワやシミが増えてくるのと同じで、変化していくことが常態です。

最も大切なことは、幸せを感じながら人生を送ることです。「健康とは」「人生とは」「自分にとっての幸福とは」への解答は、当然、一人ひとり違うはずです。それを順序立てて考えていくことが、「頭がいい人」の思考にほかなりません。

それぞれの人生観に基づき、自分にとっての健康を考えることこそ、高齢者に求められているように思います。

頭と体を使いつづけると認知症にブレーキがかかる

話を「足し算医療」に戻します。歳をとれば、誰の顔にも年齢相応の変化が表れるのと同様に、脳にも変化が起こります。

すなわち、歳をとれば脳は萎縮していきます。ＣＴ（コンピュータ断層撮影）やＭＲＩ（磁気共鳴画像）で高齢者の脳の画像を見ると、多かれ少なかれ縮んでおり、歳をとると人間の脳が縮むのは自然なことだといえます。

老年精神医学を専門にしている私は、そうした画像を数千枚は見てきたと思います。数多く見ているうちに、萎縮の度合いでほぼ年齢の想像がつくようになったのですが、臨床の現場で高齢者と接していると、同じくらいの萎縮でも、すっかりボケている人もいれば、頭脳明晰な人もいるわけです。

つまり、脳の縮み方は同じくらいなのに、子供や孫の顔もわからない人もいれば、企業の経営者をしていたり、大学教授で学者として業績を上げている人もいます。

この違いはどこにあるのでしょう。

結論からいえば、その違いは、頭と体を使いつづけているかどうかです。使いつづけていると機能は保たれます。少なくとも機能の低下にブレーキをかけることができます。

要人が、アルツハイマー型認知症であることを公表する流れをつくったのはアメリカのロナルド・レーガン元大統領でした。公表したのは退任から5年後でしたが、その時点ではすでに会話にも支障が出ていたようです。

その後の経過などから考えると、大統領の在任中もすでに認知症による記憶障害は起こっていたと思われます。でも、彼は、その期間も含めてアメリカ大統領としての任期を全うし、経済政策や外交で功績を残しました。アルツハイマー型認知症であっても、大統領としての任務を続けることができたのです。

レーガンが大統領に就任したのは69歳のときです。8年の任期を務め上げて退任したのは、78歳が目前でした。私見ですが、もし彼が大統領になっていなかったら、もっと早く認知症を発症していたように思います。

避けられないけれども遅らせることは可能

かつて私が浴風会病院に勤務していたとき、亡くなったお年寄りを解剖させてもらっていたことは第1章で触れました。

80代の半ばを過ぎれば、ほとんどの人が体のどこかにがんを抱えていますが、脳の病変を調べると、認知機能が正常だった人を含めて、アルツハイマー性の変性がない人はいませんでした。

変性が重度の人がアルツハイマー型認知症を発症するのですが、程度が軽い人は正常な老人に見える、それだけの違いなのだと痛感しました。

70代後半になると8〜10パーセント、80代以降はその比率がどんどん上がります。前述のとおり、80代も半ばを過ぎると、ボケていなくてもほぼ全員にアルツハイマー型認知症の変化が見られます。90歳以上では、テストをすれば6割が認知症というデータもあります。

つまり、**長く生きていれば、誰でもみんな認知症になる可能性があるのです。確実に避けられるという方法はありません。**

とはいえ、認知症の発症を遅らせることは十分に可能です。少しでも発症を遅らせられれば、それだけ健康寿命を延ばすことになります。**できるだけ発症を遅らせるには、頭と体を使いつづけること**です。

これに気がついたのは、私が浴風会病院に勤めながら、月に2回ほど、茨城県鹿嶋《かしま》市の病院で認知症の患者さんを診ていたときのことです。東京・杉並の患者さんより、鹿嶋市の患者さんのほうが認知症の進行が遅かったのです。

その違いは、二つの地域での患者さんの行動にありました。杉並区は都心にほど近い住宅地です。患者さんが認知症と診断されると、「車が多くて危ない」「近所に迷惑をかけてはいけない」「見られたら恥ずかしい」と、家族が患者さんを閉じ込めてしまいがちでした。

一方の鹿嶋市では、認知症と診断されても、患者さんたちはそれまでと変わらない生活を続けていました。畑仕事や漁業の手伝いなどを続けて、近所の人と普通に会話していたのです。

体が覚えているので、体が動けば働けます。外出して、家がわからなくなったら、やはり近所の人が連れて帰ってくれます。**いままでどおりの生活を続けることが、認知症の進行を遅らせていたのです。それだけではなく、発症そのものも遅らせることができる**と私は確信しています。

料理や会話、歌を楽しむことがボケ防止の手段

一般に、独り暮らしで、身のまわりのことを自分でしているお年寄りはボケにくいといいます。

とくに女性の場合は、夫に先立たれた直後は悲しんでも、立ち直ってからはのびのびと人生を楽しみ、認知症も発症することなく長寿を保つ人が少なくありません。やはり日々の暮らしのなかで、頭も体もしっかり使っているからでしょう。

たとえば、日常のなかで思い浮かぶものといえば料理です。材料を切りながら、味噌汁の鍋を火にかけたり、電子レンジで冷凍食品を解凍したり、さまざまな作業を並行して進めていくことは、頭も体もフルに働かせることになります。

毎日、同じものを食べていたら飽きるので、自然に献立を考えて工夫します。スーパーマーケットなどへ行って、食材を買うことでも頭と体を使います。日々の生活のなかで、自然に認知機能を高めて、認知症の発症を遅らせているのです。

頭を使う効果が最も高いのは、誰かと会話をすることです。会話では、相手の話した内容を理解し、すぐに反応して言葉を返さなくてはいけません。また、喜怒哀楽の感情も呼び覚ますので、前頭葉もしっかり働かせることになります。脳は高度な知的作業をこなして猛然と働くことになるわけです。

声を出すこと自体にも、ボケ防止の効果があるようです。私が診ているアルツハイマー型認知症の患者さんに、趣味として詩吟をずっと続けている方がいるのですが、認知症の症状の進行が非常に遅いのです。**カラオケや合唱などの声を出す趣味は、ボケ防止のよい手段となる可能性があります**。

「100マス計算」とか「数独」とか、いわゆる「脳トレ」を思い浮かべる人もいるかもしれません。たしかに、こうしたトレーニングを繰り返すと、練習した課題の点数は上がっていきます。

でも、別の認知機能のテストでは、まったく点数が上がらないことがわかっています。与えられた課題のトレーニングになるだけで、脳の認知機能は改善しないのです。欧米の調査研究でも、いくら「脳トレ」を繰り返しても、ほかの認知機能にはまったく波及しないことが実証されています。

かつてはやった健康常識からアップデートできない人は、やはり不利になります。「頭がいい人」は、楽しみながら認知機能を高めているのです。「脳トレ」よりも、カラオケで歌ったり料理をしたり、日常生活を楽しく続けるほうが、ずっと効果があると思います。

第4章

頭がいい人は、「心の健康」を軽んじない

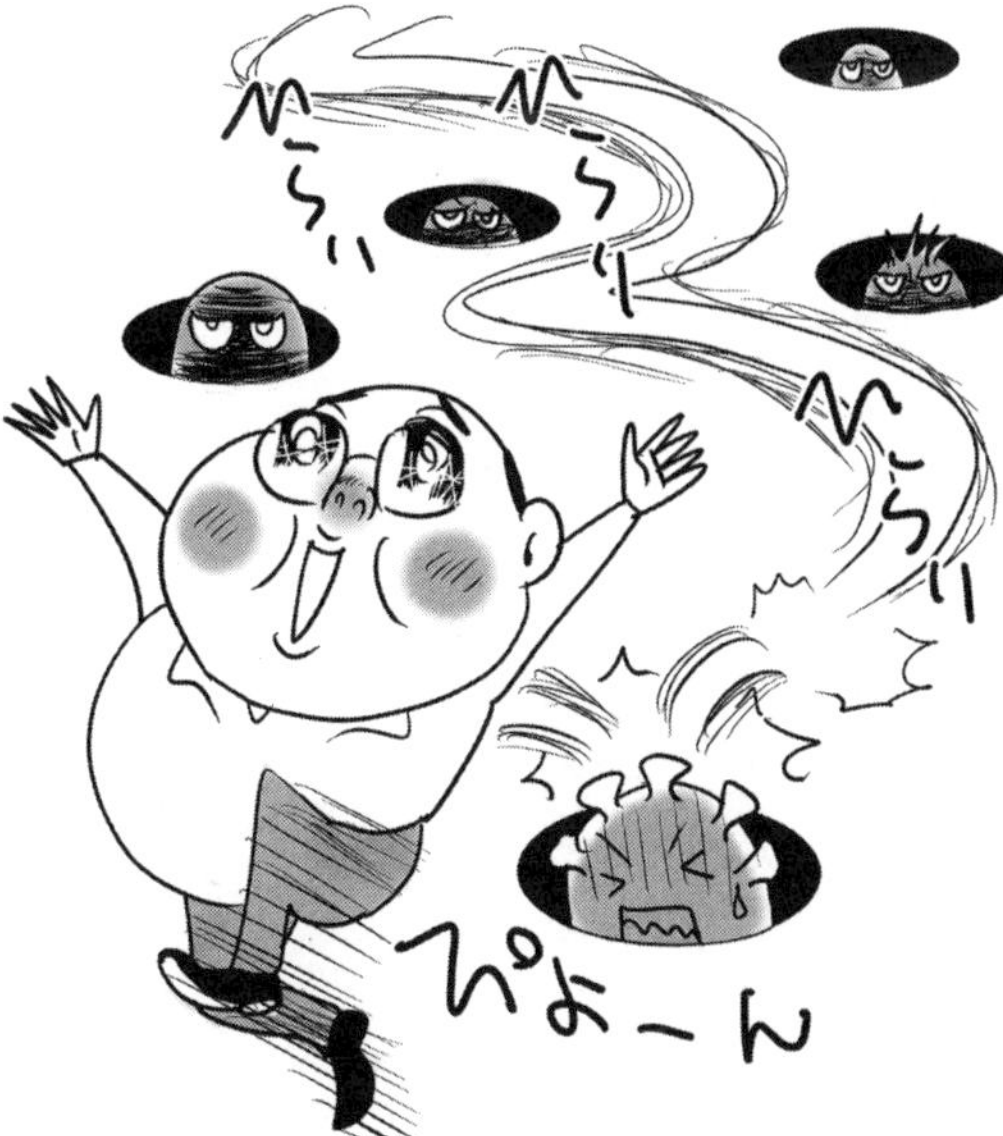

心の健康は寿命に直結する

日本人ほど心の健康を粗末にしている国はほとんどない——私はそんな気がしています。

風邪を引いたくらいで医師にかかれる国はそうそうありません。ところが、日本では、自殺するまで精神科にかからない人がたくさんいます。GDP（国内総生産）では世界第3位の先進国でありながら、これはかなり野蛮なことです。「もう少し心の健康を大事にしてくださいよ」と言いたくなります。

コロナ禍でも、この本で述べてきたようなメンタルヘルスに関して、とりたてて問題にされることもなく、どんどん自粛を推奨する政策が推し進められてきました。心の健康が、この国ではすごく粗末にされている象徴でしょう。

もう一つ考えないといけないのは、繰り返し述べてきたように、日本はがんで死ぬ国だという点です。がんの予防を考えると、ＮＫ細胞の活性を高く保つことが大切です。それにはストレスが少なく、心の健康状態が良好である必要があります。

アメリカのように心疾患で死ぬ国であれば、コレステロールを減らせだの、肥満を避けろだのと呼びかけることに意味がありますが、がんで死ぬ国では心の健康を大切にしたほうが、がんのリスクは下げられるし、死亡率も下がるはずです。

心の健康は、寿命に直結します。「頭がいい人」は、心の健康をけっして軽んじたり粗末にしたりしません。

加えて、みなさんに知っておいていただきたいのが、歳をとるほど心と体の結びつきが強くなるということです。どういうことか一例をあげると、うつ病は死に至る病ですが、若い人がうつ病で亡くなるのはまず自殺です。

一方、高齢者の場合はうつになると、食事を摂らなくなり、すぐに脱水を起こします。脱水によって血が濃くなり、脳梗塞を起こしやすくなります。また、眠れなくなって酒量が増えると、脳梗塞が起こりやすくなります。

田中角栄元総理もこのパターンだったのだろうと私は見ています。ロッキード事件で有罪判決を受け、控訴したあと、派閥を割るように創成会が発足しました。うつうつとする日々のなかで脳梗塞で倒れたのです。歳をとって、心と体の結びつきが強くなっていたがゆえのことだと思われます。

さらに、精神神経免疫学の知見も重要です。すなわち、心の状態が悪くなれば、免疫機能も低下するし、反対に免疫機能が低下しているときは、心の状態も悪くなるのです。

風邪を引いているときは、免疫機能が下がるのみならず、気分が落ち込んでやたらと人恋しくなったり、もっと悪い病気が潜んでいるのではないかと思ったりしがちです。要するに、免疫機能が落ちていると、うつになりやすくなります。

若い頃なら、風邪を引いているときに彼女が見舞いに来てくれたりすると、「この人しかいない」という気持ちになって、うっかり（?）結婚するようなことが往々にして起こります。

冗談のように思われるかもしれませんが、精神神経免疫学の考え方では、心の状態と体の状態は非常にリンクしやすいことが指摘されており、端的な例だといえそうです。

歳をとればとるほど細胞のミスコピーが増えていきますが、ミスコピーされた細胞を取り除いてくれるNK細胞の活性も、歳をとるほど落ちていきます。それだけ免疫力の低下の度合いが大きいわけです。

また、不運に見舞われたあと、しばらくしてから、がんを患う人が少なからずいます。人生はつらいことばかりと嘆くわけですが、そこにはメンタルの悪化により免疫力が低下するという理由があるように思います。

がんにかぎりません。免疫力が下がると、高齢者は亡くなるといえるのです。

認知症より怖い老人性うつ

「認知症になりたくない」と口にする人は多いのですが、「老人性のうつになりたくない」と言う人はまずいません。高齢者（65歳以上）のうつ病のことを「老人性うつ」と呼んでいますが、晩年にこれになることは認知症以上に不幸なことだと思っています。

認知症は家族はともかくとして、本人にしてみれば嫌なことを忘れられるわけで、ニコニコしている人が多いのです。一方で、老人性うつは、自分はみんなの邪魔になっている、生きていることがつらい、早くお迎えが来てくれないかなどと思いながら、日々を送ることになります。

本来なら人生の実りの時期に、つらい気持ちを抱えたまま、何もしない暗い老人として生涯を終えなければならないとしたら、人生で最大級の悲劇です。私自身、老人性うつにだけはなりたくないと思っています。

老人性うつは、退職や子育てが終わるなどして、長年の役割の変化、配偶者や親しい人との死別や離別、人との交流の減少、心身の衰えや病気、介護によるストレス、経済的不安など、高齢期に体験しがちなさまざまな要因がきっかけとなります。

ただ、老人性うつの場合、セロトニンが不足していることが多いため、薬が比較的よく効きます。

ですが、高齢者は医師にかかることなく放置されることが多いのです。放置されやすい理由の一つは、「歳のせい」で片づけられることが多いからです。

私たち精神科医が、うつが疑われる患者さんにまず聞くのは、年齢にかかわらず、「食欲はありますか」「きちんと眠れていますか」の2点です。

若い人の場合、食欲が落ちていて、夜、何回も目が覚めて眠れないとなると、うつ病と判断されます。でも、高齢者の場合は、うつでなくても食が細くなります。夜、目が覚めるのも歳のせいだろうと片づけられてしまい、医師にかかることがまだまだ少ないのです。

睡眠に関していえば、老人性うつの場合、寝つきが悪くなる人よりも、中途覚醒が増えて眠った気がしないという人が多いのですが、歳のせいで目が覚めるのだという誤解があります。

医師にかかって薬を飲めばよく食べるようになるし、よく眠れるようになることが多く、早期発見ができれば8～9割の人は治ります。一方、こじらせてしまうと、沈んだ気持ちのまま人生の幕を下ろすことになりかねません。

眠れない、食べられないという場合、老人性うつの可能性があることは、「頭がいい人」の健康法としてぜひ覚えておいていただきたいと思います。

老人性うつと認知症の違いを見極める

この本を読んでいるみなさんのなかには、自分の健康だけでなく、高齢の親など家族のことが気になっている方もいるでしょう。頭がいい、悪いは本人だけでなく、家族の高齢者にも大いに影響してきます。

高齢者が幸せかどうかは、頭がいい人の家族か、頭が悪い人の家族なのかで決まってしまう側面があるからです。つまり、老人性うつと認知症は、まったく違う病気ですが、症状としては似通った点があるため、両者の違いを知らないと間違った対応をしかねません。

たとえば、半年ぶりに帰省して母親に会ったとき、昔はおしゃれだったのに、着替えをしなくなったというケースです。お風呂も入っていないようだし、たった半年でこんなにだらしなくなるのか……とショックを受けるかもしれません。あるいは、「今日帰るよ」と言った電話を覚えていない場合、いよいよ認知症になったのかと思うでしょう。

頻繁に会っていた場合は、なんとなく元気がない、1日中ボーッとしているといった症状から、家族が認知症を疑って病院に連れてくることがよくあります。

老人性うつと認知症の最も大きな違いは、その症状までのプロセス、時間的な経過です。老人性うつの場合は、症状がおおむね1〜2カ月の間に同時多発的に起こります。半年ぶりに帰省したとき、前回からずいぶん変わってしまったというのなら、認知症よりうつを疑わなくてはいけません。本人にはっきりした自覚症状があるときも、老人性うつが疑われます。

たとえば、老人性うつの場合は、物忘れが増えてくると、本人はその自覚があるので、「物忘れがひどくなったのは、アルツハイマーではありませんか」などと自発的に医師にかかる人が多いのです。

一方、認知症の場合は、物忘れが始まってから着替えをしなくなるまでに、通常5〜6年かかります。物忘れが始まった初期の頃は、身だしなみもそこそこきれいで、身のまわりのことは何でもできます。そこから5〜6年ほどたつうちに、少しずつ着替えをしないとか、お風呂に入らない、お漏らししても気にしない、と進行していくわけです。その症状がいつから始まったのか、家族に聞いてもはっきりしません。

認知症の場合は、物忘れが多くなっていることに、自分ではあまり気づいていません。そもそも病識（自分は病気であるという意識）が欠如している人が多く、自らの記憶障害にあまり不安を覚えることなく、ケロリとしているものです。また、医師が何かを聞いたとき、はぐらかしたり、とりつくろったりするのも、認知症の人に見られる傾向です。

前述した、物忘れがひどくなった、着替えをしない、お風呂に入らなくなった、なんとなく元気がない、1日中ボーッとしているといった初期症状は、老人性うつと認知症のどちらにも表れるので、医師でさえ見間違えることがあります。

老人性うつが原因で記憶力が低下しているのに、アルツハイマー型認知症の進行を抑える薬を処方されている高齢者もいるくらいです。もちろん、十分な臨床経験を積んだ医師なら、両者を見誤ることはありません。

適切に診断すれば薬で治るのに、認知症扱いされて施設に入れられたり、家から出さないようにされたりするうちに、本当にボケてしまうことも少なからず起こっています。心の健康を軽んじることはできません。

意外に多い高齢者の自殺

日本では、1990年代の後半から14年連続で、毎年3万人以上が自殺していました。2006年に超党派の議員立法で自殺対策基本法が成立、施行されましたが、政府が積極的に自殺対策に取り組むようになったのは、2009年の民主党政権からです。

「お父さん眠れてる？」というキャンペーンを覚えている人もいるでしょう。睡眠障害はうつ病のサインであることが、この頃から広く知られるようになりました。その後、職場のメンタルヘルス改善や、オーバーワークに対する規制なども進んで、現在では2万人くらいまで減っています。

とはいえ、2022年の自殺者数は、前年比4・2パーセント増の2万1881人でした。ストレスを抱えながら過ごした、コロナ禍の3年間の影響もありそうです。

高齢者に限れば、自殺者の数は、近年の推移を見てもあまり減っていません。今後、高齢者人口がますます増えていく日本では、もっと関心を持つべき問題です。高齢者の自殺は、少し医療がかかわるだけで減らすことができるのです。

モデルケースとなる例があります。新潟県の松之山町は、1980年代まで自殺が多い町でした。そのため、町をあげて自殺対策に取り組んだのです。

その内容は、まず65歳以上の在宅の高齢者全員に対し、「健康についてのアンケート」を行いました。そして、リスクの高い人を選別し、精神科医と保健師による面接により、うつ病で自殺のリスクのある高齢者をピックアップしました。

そうしたハイリスクな人に対し、保健師が定期的に訪問して観察したり、医師による治療を行ったりした結果、自殺死亡率は以前の4分の1以下になったのです。

希死念慮（自殺願望）を持つ若い人の場合、背景には、失業だったり経済問題だったり、あるいは人間関係だったり、さまざまな要因が考えられます。心的要因が大きい人もいて、医学モデルだけで対策をとりにくいのですが、高齢者の場合は、うつ病に対してきちんと対応することで、かなり自殺を防ぐことができるのです。

メンタルヘルスにはテキトーが大事

よく、うつは誰でもかかる病気といわれます。事実、「うつは心が弱いからなるんだ。自分は絶対にかからない」と言っている人もかかります。たしかに、かかりやすい人とかかりにくい人がいて、そこには思考パターン（考え方のクセ）が大きく影響しています。

心に悪い思考パターン、つまりうつにかかりやすく、治りにくい思考パターンの典型例が「かくあるべし思考」です。これはあるべき姿の自分にならないと落ち込んでしまい、うつになりやすい考え方の典型とされています。

たとえば、男は強くなければいけないとか、高齢になっても自立して生きるべきだと考えるタイプです。他人に対して、人に頼るようではダメだと押しつけているような人は、歳をとってきて体が弱ったり、できないことが増えていったりすると、激しく落ち込むことになるわけです。

もともと真面目で、いろいろな意味で、できることや持っているものが多かった人ほど要求水準が高いため、それが満たせなくなったとき、自分はダメになってしまったと落ち込んで、うつになりやすいのです。

さらにいえば、他人がその「かくあるべし」に沿わなければ、つい腹を立て、場合によっては攻撃することもあります。人間関係にとって悪い思考パターンなので、「頭が悪い人」という評価になります。

一方、うつにかかりにくいのは、〝適当〟な人です。精神科医の仲間で「理想のメンタルを持つ人は誰か」という話をするときによくあがるのが、タレントの高田純次さんです。〝テキトー男〟〝ミスターいいかげん〟などの異名もある、うつにかかりにくい人のイメージモデルです。

私は、高田さんの出ている旅番組や散歩番組を録画して見るほどのファンですが、高田さんが気ままに町を歩いて、出会う人と適当な受け答えをしている姿に、いつも感心しています。高田さんが適当でいられるのは、あれもあり、それもありと、ものごとを多面的に受け入れられるからです。このように、メンタルヘルスの世界では、〝適当〟が非常に大事です。

歳をとると頑固になりがちですが、自分と違う価値観や、間違っていると思う意見に触れたときに、おおらかに、そんな考えもあるのかと別の視点で受け入れることが大切です。

広い視野を持つことは自分を追いつめないので、うつのリスクから遠ざかることができます。日頃から視野を広く保ち、柔軟性を心がけている「頭がいい人」は、うつのリスクを低減できるのです。

以前、私が書いた『「おめでたい人」の思考は現実化する』（小学館新書）のなかで、「高田純次ならどう答えるか想定練習」という項目を掲げました。少し引用しましょう。

たとえば「28＋35は？」という問いに、普通なら「63！」と答えるわけだが、とっさにその暗算ができなかったときどうするか。

そんなとき、高田純次さんなら「３５００」とか、めちゃくちゃな答えをとりあえず言うのではないだろうか。「まじめに答えてないんだな」と思えば、間違っていても許される。
「64」とか「72」では「計算できないんだ」という話になる。

このように、いいかげんと思われて、期待値を下げておいたほうが何かと楽になります。**頑張らなくてはいけない、期待に応えなければいけないという「かくあるべし思考」から脱却することが重要**です。

表面的にはテキトーなのは頭が悪く、かくあるべしという価値観をもっていると頭がいいように思うかもしれません。でも、心の健康や頭の柔軟性を考えると、テキトーこそが「頭がいい人」の健康法であることが理解できるでしょう。

笑いの効用は大きい

笑いが免疫力を上げることは第1章でも説明しました。免疫力を高く保つことができれば、肺炎であれ、がんであれ、遠ざけることができます。また、免疫力の高い状態は、うつの予防になることも先に触れました。

いかにもおじさんらしいヘタな駄洒落は、最近のオフィスでは評判が悪いですが、わざと笑うだけでも免疫力が上がり、うつの予防に効果があります。

笑いは前頭葉を刺激します。人間の脳は、大脳の前側の前頭葉から老化していくわけですが、笑いはその前頭葉を刺激することが可能です。吉本興業がやっているようなお**笑いや落語は、免疫力の向上やうつの予防、前頭葉の老化を予防する効果が期待できます**。

笑いの効用は実際に大きいので、いまも研究が進められ、期待を集めています。ですから、大人が笑えるテレビ番組がもっとあればいいのですが、昨今のテレビ局はコンプライアンス重視で、それだけつまらなくなっています（とはいえ、私は、高齢者はテレビをなるべく見ないほうがいいと思っていますが、これについてはあとでまた述べましょう）。

大人を笑わせてくれる本格的な芸は、テレビに期待することはできません。寄席であれ、なんばグランド花月であれ、あるいは「ネットフリックス」「プライムビデオ」

といったネットの有料コンテンツであれ、積極的に笑いを求めることが必要です。

さらに、上方落語でいう「艶話《つやばなし》」は、男性ホルモンを増やす効用もあります。当然、テレビでは放送されませんから、寄席に出かけて楽しんでいただきたいものです。

テレビをダラダラと見つづけない

先に少し触れたように、私は、高齢者はなるべくテレビを見ないほうがいいと考えています。いささか刺激的な言い方ですが、テレビを見るとうつになるとさえ思っています。

それはなぜか、少し説明しましょう。テレビ番組は、情報を短時間にまとめて、しかも視聴者が食いつくようにつくられています。その際、わかりやすく刺激的にするため、まず白か黒かを決めます。

ところが、現実の世界には、白と黒の間に必ずグレーがあり、しかも薄いグレーから濃いグレーまで、無限のグラデーションがあります。これを白か黒かときっぱり二つに分けて考えてしまう思考パターンを、「二分割思考」と呼びます。この二分割思考は前頭葉にもメンタルヘルスにも悪いものですが、テレビを見ていると、これを身につけてしまうのです。

たとえば、芸能人の不倫が取り上げられた場合を考えてみましょう。不倫そのものは決してほめられたことではありません。男性であれ女性であれ、配偶者の尊厳を傷つけるという点で、現代のモラルとして許されないといえます。

ただ、本質的には夫婦の問題なのですが、いまのテレビでは、コメンテーターが、「正しくないことをしたのだから、１００パーセント、悪である」と徹底的に断罪するわけです。その発言を聞いて、**自分が正義の味方になったような感覚で一方的に断罪するのは、心の健康にとって望ましいことではありません。**

悪いことをしたからといって、その人が完全な悪人になったと考えるのは二分割思考そのものです。その人にはいい面も悪い面もあることが忘れられています。また、不倫などはするべきでないと正義を振りまわしているうちに、先述した「かくあるべし思考」にとらわれていきます。

不倫問題だけではありません。高齢者が運転中に交通事故を起こせば、運転する理由や、運転を続けることで要介護が減少するメリットなどは片隅に追いやられて、「運転はやめろ」「免許を取り上げろ」の大合唱になります。

テレビの論調に影響されて、つかの間の〝正義の味方〟になれば、気分は爽快かもしれません。ですが、心の健康を悪化させ、結局は自分が苦しむことになります。しかも、テレビは当たり前のことしかいいません。

昨今のコンプライアンス重視の傾向に加え、クレーマーのような視聴者に難癖をつけられるのを避けたいから、結局、誰もが思っていることを追認、補強するだけになってしまいます。

私のように、もう一つ別の見方があることを紹介するような人間は、コメンテーターへのお呼びがかかることはありません。**正義も正解もたった一つしかないと考え、それを信じ込むことは**、**前頭葉の老化を進めます**。

高齢になると、テレビを見て過ごす時間が長くなりますが、体を動かさないでいることも含めて、ダラダラと見つづけていると、いいことは一つもありません。心に悪く、脳を老化させて、まさしくバカになる近道だけでなく、うつになる近道を歩いているのです。

老人性うつを遠ざける生活術

老人性うつは、心の問題であると同時に、さまざまな生活習慣の問題でもあります。先のテレビの視聴習慣もその一つですが、そもそもお年寄りがうつになりやすくなる大きな要因は、セロトニンの分泌が減ってくることです。

したがって、**食生活に気をつけ、セロトニンの材料であるタンパク質をきちんと摂ることが大切**です。

タンパク質の豊富な食材なら、大豆からつくられる豆腐などでも十分です。必ずしも肉や魚、卵などでなくてもセロトニンは増えます。重要なのは、タンパク質を毎日、ちゃんと摂ることです。食が進まないからそうめんにしようというときも、錦糸卵は忘れないようにしましょう。

もっとも、肉には、免疫力を高めるために必要なコレステロールが含まれています。そのうえ、コレステロールにはセロトニンを脳に運ぶ働きがあると考えられているため、肉をゼロにする生活はお勧めできません。そうした栄養学の知識を、毎日の食生活のなかで少しずつ実践していくことが大切です。

そのほかの生活習慣でいえば、毎日、1回は外に出て、短い時間でも太陽の光を浴びて、適度な運動をするといった、ごく当たり前のことが心の健康につながります。散歩に出るのがおすすめですが、庭やベランダに出て軽く体を伸ばすのも効果があります。セロトニンは光を浴びると体内にたくさんつくられるため、1日に15分くらいは日光を浴びるのがポイントです。

うつ病の治療法の一つである「光療法」は、人工的な強い光を一定時間浴びるものですが、セロトニンが増えるので、症状の改善に効果があります。思い立ったらすぐにできる日光浴は、うつを予防する手軽な習慣といえます。日常で習慣化するなら、朝がお勧めです。光を浴びてセロトニンを増やすことで、やる気や意欲が出てきます。

また、セロトニンは、夜には睡眠ホルモンであるメラトニンへと変換されます。歳をとると睡眠時間はだんだん短くなりますが、これはメラトニンの分泌量が減少することが関係していると考えられます。ですから、明るいうちに、セロトニンをたくさんつくっておきたいものです。

とはいえ、メラトニンは、多ければいいというわけではありません。昼間、私たちが活動するためには、メラトニンの分泌を抑える必要がありますが、そのスイッチの役割を果たしてくれるのが日光です。朝の光を浴びる生活は、メラトニンの分泌や量が調整されて、体内リズムが正常に保たれるようになります。ぐっすり眠るためにも、朝日を浴びましょう。

いわゆる隠居暮らしでは、家にこもって日がな読書をしたり、テレビを見たりして時間を過ごすイメージがあります。テレビが心に悪いことは、先に述べたとおりです。外出もせず、屋内でじっとしていたのではお腹も空きません。

外に出て親しい人たちと話す機会が奪われたコロナ禍での自粛生活は、つくづく日本人のメンタルヘルスに悪影響を与えたと思います。さらに、マスクは、歳をとると肺機能が落ちてくるので健康にいいわけがありません。あの３年間で被ったダメージを挽回する意味でも、適度に体を動かす運動を習慣にしましょう。

健康は、そういったちょっとした生活術の集大成といえます。そのベースになる知識を、すでに高齢の人も、これから高齢者になる人も、身につけていただきたいと思います。そう考えること自体が、「頭がいい人」の健康法の第一歩になるからです。

感情の老化予防のために前頭葉をフル稼働させる

歳をとると、体力も知力も、ある程度は衰えてきますが、たとえば70代の人は一般的なイメージと違って、身体的な機能も知的な機能も40〜50代と遜色ありません。

東京都のデータによると、高齢者に分類される65歳以上の人のうち、杖など歩行補助器具を使わなくても普通の速さで歩ける人の割合は、65〜69歳で95パーセント、70歳以上でも90パーセント以上です。

東京・小金井で行われた高齢者を対象とする知能テストでは、言語性ＩＱ（語彙力や理解力など言語にまつわる能力）や動作性ＩＱ（感覚と運動に関する能力）の平均を見ても、

73歳まではいずれも１００を超えています。

つまり、頭も体も思ったほど老化していないのです。それなのに、60代から老け込んでいく人がけっして少なくありません。70代も半ばを過ぎると、急速に老け込む人が目立ってきます。

私は、こうした老化のスタートは感情にあると考えています。感情が老化することで、意欲や自発性、好奇心といったものが弱まっていくと、頭も使わなくなるし、体も動かさなくなります。

結果、心身ともに、見た目も含めて老けていき、認知機能まで衰えて、ボケまで進んでしまいます。そう考えると、感情の老化予防の重要性がおわかりいただけるのではないでしょうか。

感情をつかさどっているのは前頭葉です。感情だけでなく、思考、意欲、理性などもコントロールしていて、創造性、他者への共感、想定外のことに対処するような微妙な感情や、感情から生まれる行動を担う、人間らしさを生み出しています。

前頭葉が老化していくと、何ごとにも意欲がなくなり、活動することが億劫になるので、運動機能が低下し、脳の老化にさらに拍車がかかるという悪循環のループが始まってしまうのです。

つまり、**人は感情から老化するのであり**、**脳から老化が始まる**といえます。このことは裏を返せば、前頭葉の若さを保ち、感情の老化を防ぐことができたら、体や外見の老化を止めて、ボケも予防できるのではないでしょうか。

では、どうすれば前頭葉の老化を防げるのでしょうか。その方法として、最も有効なのは、日頃から前頭葉をフル稼働させることです。人は歩かなくなると、一気に足腰の機能が衰えます。毎日、よく歩いている人は健脚が維持できるのと同じです。

定年退職を機に、一気に老け込む人がいます。こうした人たちに共通するのは、ずっと働いてきたのだから、退職したら何もしないで家でゴロゴロ過ごそうという生活パターンです。

働いていれば毎日、通勤もするし、仕事で頭を働かせたり、他者とのコミュニケーションをとったりします。頭も体も使い、前頭葉は刺激を受けて活発に働きます。

ところが、家で漫然と過ごすようになると、刺激も活動もなくなって、前頭葉の老化が一気に進んでしまうのです。定年になったからといって、仕事以外のいままで続けてきたことをやめてはいけません。

依存することをいとわない

うつになるのは心の弱い人、と考える風潮があります。いまも日本では根性論が根強く残っているからでしょうが、これはまったくの間違いです。

うつにならないのは、心の強い人ではありません。**人に頼るのがうまかったり、逃げるのが上手だったりする人は、めったにうつになりません。**がまんしたり、頑張ったりすることもたしかに大切ですが、それと同じくらい、他者に依存することも大切です。

依存というとネガティブなイメージがあるかもしれません。人に依存するというと、頼り切って甘えることだと思う人もいるでしょう。ですが、人間はもともと、人であれ物であれ、他者に依存しないと生きていけない生きものです。

意識していなくても、さまざまな人や物に助けてもらって、依存して暮らしています。この点をまず、肝に銘じておく必要があります。

さらに、自分だけ、相手だけではなく、お互いに頼り合っていることも認識しておきましょう。自立できている人とは、じつは依存先がたくさんある人にほかなりません。一つひとつへの依存度が浅くなるので、一つのことや一人の人に頼り切らなくてもよくなるからです。

たくさんあるはずの依存先が限られ、依存できる人もなく、特定の物や行為に依存し、耽溺《たんでき》してしまう病気が依存症です。そう考えると、いろいろなものに依存できることが、心の健康や社会的な健康のためにいかに大切かがおわかりいただけると思います。

高齢者の場合、他者に依存しなければいけないことも増えてきます。依存することにマイナスのイメージを持っているなら、たとえば次のように考えてはどうでしょう。

他人に何かしてもらったとき、「ありがとう」のひと言を返すと、相手の自尊心が満たされます。つまり、どちらか一方が依存しているようでも、相手も心理的に満たさ

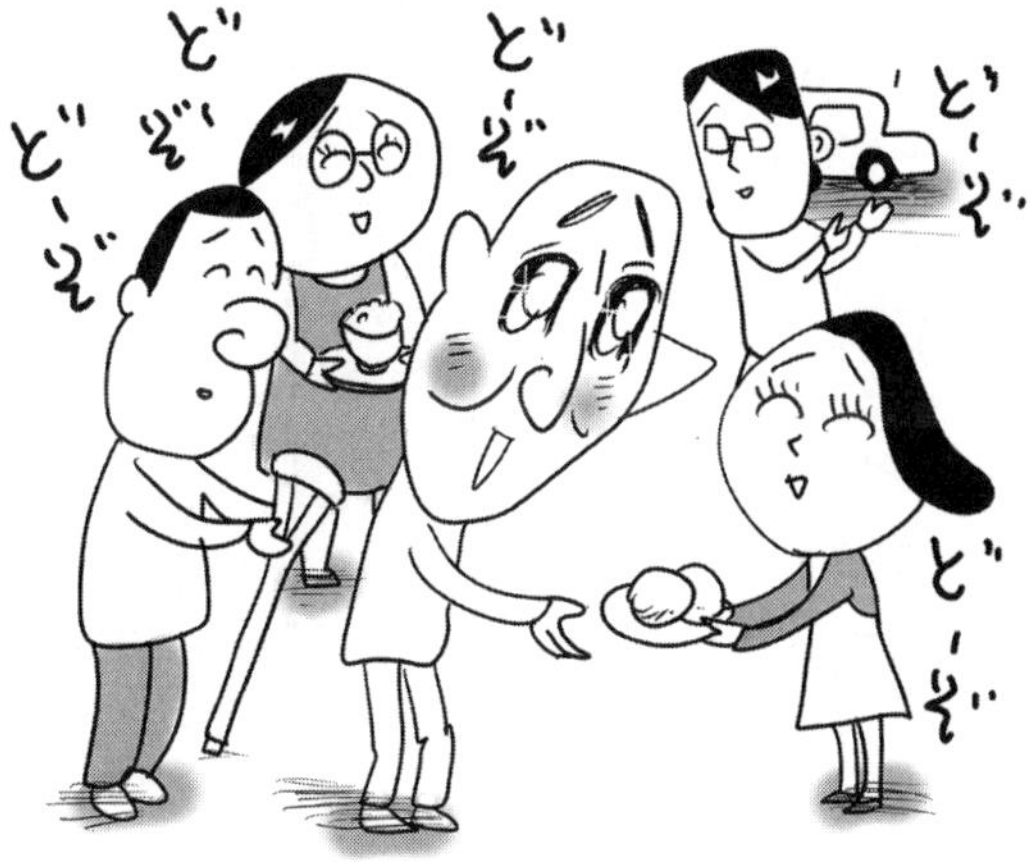
どーぞ
どーぞ
どーぞ
どーぞ
どーぞ

れ、目に見えない〝いいこと〟が連鎖しているのです。

また、介護サービスを受けることは、一見、介護される側が一方的に依存しているようですが、他者に依存することで雇用が生まれ、家族の負担が減っています。世の中全体では帳尻が合っているわけです。

備えあれば憂いなし

依存するとともに、「逃げる」ことも心の健康のために大切です。学校でいじめられて自殺する子供は、いまもあとを絶ちません。親や周囲の大人に泣きつくこともできず、逃げ出すこともできなかったのでしょう。

いじめから逃げ出すには、学校に行かなければいいのですが、そうした方法があることを子供たちは教えられていないのです。

もちろん、悪いのはいじめる側です。でも、いじめそのものをなくそうとするのは、相当、無理があります。学校からいじめを根絶できるとは、文部科学省も教師も信じてはいないでしょう。

ですから、いじめられたらどうするかを教えるほうが、いじめによる自殺をはるかに減らすことができると私は考えています。いじめられて、がまんしてまで学校なんて行かなくていいよとか、いじめられたら、スクールカウンセラーで相談できるよといった内容を、実践的に教えておくのです。

起こってほしくはないけれども、起こる恐れのあることに対しては、事前の備えが大切です。まさしく〝備えあれば憂いなし〟の諺《ことわざ》どおりです。

身近な例が、第1章で述べた、自分にがんが見つかったらどうするかをシミュレーションしておくことです。がんが見つかってから慌てふためいても、いいことは何もありません。パニックになった結果、自分でどうしたいのか判断がつかないと、医師に言われるがままの治療になりがちです。

最近では医療技術の進歩もあって、80代でもがんの手術が行われるようになっています。それだけに、医師から、「手術できますよ。悪いところは全部取りましょう」「手術でがんが治ったお年寄りがいますよ」と言われると、疑いもせずに従ってしまうのかもしれません。

ですが、歳をとると、たとえ手術でがんを切除できたとしても、体力を消耗し、その後のQOLが下がる可能性は少なくありません。ズタズタに切られてつらい思いをさせられて、本来もっと長いはずの余命を大きく縮めてしまうケースはよく聞きます。人生の仕上げの時期に、そんな不幸に遭遇しないためにも、がんが見つかったらこうしようと想定しておくことが大切です。

認知症も同様です。認知症にだけはなりたくないと恐れている人は非常に多いのですが、自分が認知症になったらどうするか、たとえば介護保険の使い方を事前に調べている人はまずいません。

〝人生100年時代〟といわれるようになった現代は、長く生きていれば誰でも認知症にかかるリスクがあります。70代後半になると8〜10パーセント、80代以降はその比率がどんどん上がり、90歳以上では6割が認知症といわれています。

85歳以上になると、ボケていなくても、アルツハイマー型認知症の変化が全員に表れていることは先に触れました。つまり、認知症にだけはなりたくないと思っていても、かなりの確率でボケることは避けられないのです。

そんな前提で考えれば、一生懸命に「脳トレ」をするよりも、**介護保険の使い方を調べておくほうがずっと役に立ちます**。認知症と診断されてからでも、介護保険を使いながら普通の生活を送っている人はいくらでもいます。認知症になっても絶望する必要はまったくありません。制度や仕組みを知らないことが、余計に不安をかきたてているのです。

認知症の場合、実際に発症すると、自分で調べたり判断したりするのは困難になるので、がん以上に、事前に「備えあれば憂いなし」です。

重視すべきはプロセスではなく結果

私は、結果よりもプロセスを重視する傾向が強いのは、日本人の悪い面だと思っています。私が医師の仕事とともに、長年、受験指導をしてきたことをご存じの人も多いと思います。そこで、私が言いつづけているのは、「受験勉強は結果がすべてであり、プロセスにこだわってはいけない」ということです。

たとえば、数学の問題は自分で考えてきちんと解かなければいけないと、わからない問題を何時間も考える根性論的な勉強は自信をなくすだけです。限られた時間で、合格最低点をクリアするための勉強を進めることが必要です。

努力しているわりに成績が伸びないという人は、努力の方向性が間違っていることに気がつかなくてはいけません。重要なのは、より効率的な正しい方向性で努力することです。

「頭がいい人」は、そのことをよく知っています。一方、「頭が悪い人」は、プロセスの評価を求めます。プロセスが好きな人は、努力したぶんだけ結果が得られると考えがちです。

これを健康にあてはめると、がまんや節制することは体にいい、太っているのはよくない、やせているほうが健康だ、と考えることになります。本当にそうなのでしょうか。結果は違いましたよね。

日本人はコレステロール値が高いほうが長生きしていることを、第1章で紹介しました。BMIの数値も、40歳時点の平均余命が最も長かったのは、男女ともにBMIが25〜30の人であり、最も短かったのは18・5未満の人でした。

間違った方向で努力しても、望ましい結果は得られません。食べたいものをがまんして、やせた体を維持しようと頑張っていた人は、結局、長生きしていないのです。

「肉はがまんしてコレステロールを控えましょう」
「薄味に慣れて、味付けの濃い食事はやめましょう」
「検査データが正常になるようにがんばりましょう」

などと医師が指導するわけですが、結果がともなわないまま無駄な努力を強いています。繰り返しますが、**重視すべきは結果です。プロセスではありません。**

楽に結果が出る健康法を探す

そういった意味で、**健康法を医師に聞くのは「頭が悪い人」のすること**です。スポーツであれ、勉強であれ、仕事であれ、私たちは、うまい人やできる人、成功している人から学ぼうとします。

いくら知識があって口が達者でも、キャッチボールもできない人に野球の指導をしてもらおうとは思わないし、本人にも生徒にも合格実績のない人に受験勉強を教わろうとは思わないでしょう。

結果を重視すれば当然です。**結果を出している人から、どうすればうまくいくのかというノウハウを抽出することは、どんな分野でも有効**です。

健康長寿を目指すなら、実際に健康で長生きした人に聞くのが本道です。たとえば、健康で100歳以上長生きした人は、何をしていたのかを探った研究があります。

東京都老人総合研究所副所長などを歴任した医学博士の柴田博先生は、長年、「長寿の人は何を食べてきたのか」というテーマで、さまざまな数値データを検証してきました。日本だけでなく世界の「百寿者（100歳以上の人）」の食生活を調べた研究もあります。

長年にわたる研究の成果は、一般の人が読むことができるように、『長寿の嘘』（ブックマン社）にまとめられています。そこには、少しくらいコレステロール値が高くても、あるいは小太りであっても、肉を食べてきた人がいちばん長生きするというデータもたくさん出てきます。

受験勉強の方法について、私はいつもなるべく楽に結果が出る方法を探しなさいと言っていますが、健康法も同じです。肉を食べてきた人がいちばん長生きするのも、がまんしないで結果が出せる典型例でしょう。

同じ結果が得られるのなら、いまより楽な方法があるのではないかと考える習慣を身につけましょう。歳をとればとるほど、体も弱ってくるので、少しでも楽な方法を思いついて実践するほうが、長生きできるはずだと私は信じています。

知識の探し方を身につける

たとえば、悪玉コレステロールの値や血糖値が高い場合、「正常に近づくように薬で下げましょう」となるのは、やはりプロセス重視の考え方にとらわれているからでしょう。結果を重視するならば、エンドポイント（何をもって治療を評価するかという項目）

を見ることになります。

私の血糖値を例に説明しましょう。いま、私は血糖値を300mg／dℓでコントロールするという〝非常識〟なことを続けています。起床時に300mg／dℓ以上あったら薬を飲むようにしているわけです。

一般に糖尿病治療では、空腹時血糖値の目標は130mg／dℓとされるので、人には勧めるつもりはありません。低血糖の時間帯をつくりたくないのでそうしているのですが、代わりに眼底検査は半年に一度、腎機能の検査は3カ月に一度受けています。

血糖値が高い状態が続くと、失明の恐れがある糖尿病性網膜症になるリスクや、腎不全を招くリスクがあるためです。とはいえ、早期発見できれば打つ手もあります。要するに、網膜や腎機能が悪くなったらどうするか、評価のポイントを定めて、結果について考えているわけです。

たしかに、これは私が医学的な知識を持っているから判断できているわけですが、ネット時代のいま、検査データが悪かったら次に何が起こるかは、ずいぶん調べやすくなっています。出典のきちんとした情報に当たるなど、知識の探し方を身につけている人とそうでない人とで、生活の質や満足度に大きな差がつくように思います。

世間で持てはやされている健康常識を鵜呑みにしたり、コレステロールは悪だとか、血糖値を下げなさいとか、やせなさい一辺倒の**不勉強な医師に、自分の健康を任せきりにしたりするのは**、厳しいようですが**「頭が悪い人」であり、無知ゆえの失態**といえそうです。

「老いの品格」とは何か

人間は最終的には老いを受け入れざるをえません。どんなに健康に気をつけて、がまんし、節制に努力しても、ある程度の年齢になれば、体の機能は低下していきます。生活習慣病になるリスクも高まります。認知症は誰でも発症します。

そうした自然の摂理を前に、相手が何歳だろうが、「コレステロールを気にして肉や卵を控えましょう」とか「塩分は1日6グラムまでにしましょう」などと、「引き算の健康法」で細かいことばかり気にするのは、ある一面の正しさにとらわれて、視野狭《きょう》窄《さく》に陥っているように思えます。

70歳、80歳になって、周囲の同年配の喫煙者に、タバコはやめましょうと説く人は、魅力的な人だという印象があまり持てません。肺がきれいになるまで30年かかることを思えば、余計なお世話とも、自分の価値観を押しつけているだけともいえます。

むしろ、ものごとへの決めつけや執着を離れてこそ、人が周囲に集まってくるし、自分自身の心の健康にもいいように思います。実際、周囲から慕われる高齢者は、タバコも吸うし好きなものを食べる、そして自分の経験や意見に固執しない人です。

長年、高齢者を診てきた私は、いい歳のとり方をする人と、そうでない人がいることを実感してきました。**いい歳のとり方をしている人は、老いを素直に受け入れ、どこか飄々《ひょうひょう》としていて、老いそのものを楽しんでいます**。

その一方で、老いの現実にジタバタ、ビクビクしたり、自分の考えに固執しがちな人もいます。昨年（２０２２年）、上梓《じょうし》した『老いの品格』（ＰＨＰ新書）では、私自身がこうなりたいと願う魅力的な理想の老人について、三つのキーワードをあげました。

それが、「品よく」「賢く」「おもしろく」です。

「品よく」というのは、何も高級な身なりのセレブリティという意味ではありません。意地汚い印象を与えない、清々しい感じのお年寄りということです。

「賢く」とは、知識が豊富であるより、知識を使って推論できるということです。つまり、たんに本やネットで得られる知識が豊富である以上に、自分の人生経験を通じてあれこれと考えられる、経験と知識で新しいことに踏み出せるお年寄りです。

「おもしろく」とは、常識に縛られない洒脱さということで、じつは、タレントの高田純次さんをイメージしています。以前、高田さんはテレビ番組でこんな発言をしていました。

「歳をとってやっちゃいけないことは、『説教』と『昔話』と『自慢話』」

まったくそのとおりだと、テレビに向かって何度もうなずきました。高齢者の話が若者から敬遠されるのは、常識的な話や、聞き手にとって興味のない話題を得々と語るからでしょう。

賢そうに見えて常識的なことばかり言うテレビのコメンテーターのような高齢者には、だんだん人が近づかなくなります。反対に、誰とも違う、ものの見方をするおもしろい年寄りには人が集まってくるものです。高齢者施設に行くと、尊敬されている入居者もいれば、そうでない人もいます。

一般に、歳をとるほど思考の幅は狭くなり、不安に振りまわされ、お金に執着してケチになる傾向があります。これは前頭葉が萎縮する影響が大きいからだと私は考えています。

どうやら、歳をとっておおらかになるとか、酸いも甘いも噛み分けられるようになるとかは、自然な老化によってそうなるのではなく、そうなろうとする意識を持っていないと身につかないようです。

結局、「頭がいい人」とは、いくつになっても、そうなろうとする意識の持ち主なのだと思います。健康になろうという意識、幸せになろうという意識を、生涯持ちつづけたいものです。

エピローグ——待合室の患者さんが元気な病院はいい病院

高齢者を知らない大学病院の医師たち

さまざまな本を書いたり、受験指導をしたり、林真理子さんに頼まれて2022年7月からは日本大学の常務理事まで引き受けたりしている私ゆえ、本業の医師としての技量はどうなんだ、いいかげんじゃないのかという印象があるかもしれません。

しかし、いまも高齢者専門の精神科医として、保険診療を行う病院で多くの患者さんに接するなど、ずっと臨床医を続けています。それだけに、公開の場で喧嘩するかぎりは、理屈だけの連中にまず負けることはないと自負しています。

そんな私のような医師からすると、世間一般の医師があまりに高齢者について知らないことに、しばしば呆然としています。

とくにひどいのは、大学病院にいる医師です。大学病院まで通ってこれる元気なお年寄り、いわば高齢者のエリートしか診療していないから、千差万別な高齢者の暮らしや心理状態まで考えたこともないのでしょう。こんなケースではこういう方法があるなどと十把《じっぱ》一絡《ひとから》げの浅い議論になりがちです。

さらに、大学病院の医師のなかには、地域で臨床に取り組んでいる医師を見下して、動物実験の結果や海外の論文やデータばかり見ているような人が多いのです。臨床経験が乏しいのに、偉そうなことがよくいえるものだと驚かされます。

端的な例が、本書でも触れた、高齢者が運転中に起こす交通事故です。飛び出してきた子供を避けられなかったという事故が増えているというのであれば、たしかに、高齢で運転する人が増えていることを考慮する必要があるのかもしれません。

でも、そんなニュースは寡聞にしてほとんど知りません。昨今、話題になっているのは、普段から慎重で、ずっと安全運転を続けてきた人が、突然、暴走して事故を起こしたケースです。

テレビなどのメディアでは、年寄りに運転させるのは危ないの一点張りで、意識障害の可能性にはまったく触れていません。まして、服用した薬が原因になっているかもしれないとか、多剤服用が怪しいとか、薬の使い方が問題だといった話は出てくるはずもありません。

製薬会社に忖度しているからかもしれませんが、案外、コメンテーターとして出ている医師も含めて、本当に無知である可能性も高いと私は睨んでいます。

あるいは、75歳以上のドライバーが認知機能検査を受けてパスしなかった場合、医師の診断で認知症との判断が下されると、免許は停止または取り消しとなる法律が施行されています。これもおそらく審議会のような場が組織され、警察官僚や政治家にアドバイスをしている無知な医師がいるのでしょう。

この構造が、新型コロナ禍のときに浮き彫りになりました。つまり、老人のことなど何も知らず、臨床にも携わっていない医師が、感染症の専門家と称して政府の御用学者となり、政策に大きくかかわっていたのです。

ワクチン接種の旗を振っていたのは、免疫について何もわかってない連中でした。というのも、ワクチンは、抗体という武器を使って病原体を排除するB細胞をはじめ、さまざまな免疫細胞が関与する「獲得免疫」の仕組みを利用するものです。

わかりやすくいえば、B細胞に、あいつが敵だよと教えて、敵が侵入してきたときにいち早く効率的に撃退しようとするものです。ですが、せっかく教えても、B細胞ほかの免疫細胞が元気でないかぎり、免疫力を十分に発揮できないことはいうまでもありません。

敵の見分け方がわかっていても、ボロボロの装備の軍隊では侵入者に勝てないのです。

医師のかかり方、つきあい方

だからといって、臨床に携わっている医師なら誰でもいいわけはありませんよね。医師の選び方、かかり方は非常に大切です。

「足し算医療」の視点を持つ、元気にしてくれる医療従事者がベストですが、少数派なので近くで見つけるのは期待薄です。「m3.com」という医師向けのサイトで、私に対する激しい批判に反対のコメントをする医師がほとんどいないことでも明らかになりました。

であるならば、「悪くしない」という視点を持つ医師が、私はいいと思っています。何か薬を使って具合が悪くなったときに、わりと素直に薬を変えてくれるような医師がいいです。

患者さんは歳をとるとともに、一人ひとりの個人差が大きくなることを熟知している医師は、患者さんの言葉にきちんと耳を傾けるものです。

さらにいえば、待合室の患者さんが元気な病院はいい病院です。病院の待合室を舞台にした、こんな笑い話を聞いたことがないでしょうか。

「○○さん、今日は来てないね」

「どうも風邪を引いたらしいですよ」

「早く元気になって、また病院に来てほしいわね」

たんなる笑い話というだけでなく、元気な高齢者が病院に通うことへの揶揄《やゆ》や、待合室が高齢者の集会所になっているという批判の意味からも語られています。

かつては老人医療費は無料でしたし、現役世代よりも自己負担割合が抑えられていることもあり（2022年10月からは後期高齢者の自己負担率が引き上げられました）、医療費の無駄遣いなどと文句をつける人やマスコミがいるのです。

でも、通院できるような元気な患者さんがたくさんいるのは当たり前です。高齢者は、高血圧とか糖尿病といった慢性病の治療のために病院に来ています。日常生活にはとくに支障はないので、元気に見えるにきまっています。

患者さん同士が、おしゃべりをしながら順番を待っていることに問題などありません。仲良くなった患者さんが、旅行の相談をしていることもあるようです。人生を楽しんでいる様子がうかがえるので、私はむしろ望ましいことだと思っています。

反対に、**待合室の患者さんに元気がなく、あまりおしゃべりもしないようなら、薬の使いすぎでヘロヘロになっているのかもしれません。**少なくとも、患者さんが医師に元気づけられていないのでしょう。

待合室で患者さんが、元気にいきいきと話をしているなら、そこの医師は患者さんをうまく元気にするような話術を持っているのかもしれません。病院に通うとしたら、待合室の患者さんが元気な病院を選びましょう。

一つ、つけ加えておきたいのが、医師へのお礼や付け届けについてです。もちろんこれは不要です。医師がお礼によって特別扱いすることなどありえません。それ以上にまずいのは、それによって見下されることです。

つまり、「あの患者は、手術する前にお礼だと言って3万円包んできた。何も知らなそうな患者だから、若い医師に練習させてやろう」といったことになりかねません。

一方、自分でいろいろ調べて、「この術式だと、残った部分に新しいがんができたりはしないんですか」とか「合併症のリスクはどうなんですか」など、疑問点を根掘り葉掘り尋ねる患者さんの場合、「不備があると訴えられるかもしれない」と、万全の注意を払って手術をするでしょう。

媚びを売るとなめられるのは、弱肉強食の社会で起こりがちですが、医師の世界も変わりません。

医師は、自己決定を手助けしてくれる人だと思え

本書のなかで何度か、私が朝の血糖値は300㎎/dℓを目安としており、血圧は160㎜Hgくらいでコントロールしていることを述べてきました。いまのところはそれで体調がいいし、仕事でも日常生活でも元気に活動できています。

とはいえ、将来、糖尿病の合併症で網膜が傷害を受けて目が見えなくなってくるとか、腎臓が悪くなって透析となるリスクもあります。結果として、長生きできないかもしれません。ただ、私はそれでもいいと思っています。

私の場合、血糖値や血圧を基準値に近づけると、頭がぼんやりしたり、体がだるくてふらふらになったりする感覚があるため、試行錯誤して現在のような数値にたどり着きました。

さまざまな数値が基準値の範囲に収まっても、めまいやふらつきなどの不調に悩まされながら90歳まで生きるより、少しくらい数値が悪くても、元気な状態で80歳まで

生きるほうが幸せだとする生き方もあります。私自身、たとえ長生きしなくても、元気に仕事をこなし、毎日を楽しく暮らすほうがいいと考えています。

医師は当たり前のように、「お酒はやめましょう」「スイーツは控えてください」と言います。でも、そこまでがまんして長生きしたいのか、それとも、寿命は多少短くなってもいいから楽しく生きたいと願うのでしょうか。

それを決めるのは医師ではなく、患者さん自身であり、個人だと私は考えます。少なくとも医師に、命令する資格などありません。

本来は、幸福になるために健康であろうとするわけです。でも、いまは、健康が自己目的化して、健康のためなら多少の不幸は仕方がないという倒錯した状態になっているように思えてならないのです。

そもそも、血圧を下げろとか血糖値を下げろといいますが、血圧や血糖値を治療した群としない群を、長期にわたって追跡し比較した大規模調査は日本にありません。アメリカや、欧米のいくつかの国のデータはありますが、心疾患で死ぬ国とがんで死ぬ国には違いがあるように、体質も食生活もまったく違う日本にそのまま当てはまるかどうかは不明です。

　日本人による大規模調査のデータがないのに、医師からは統計的なエビデンスを求める声は一向に上がりません。そのくせ基準値をやたらと重視して、薬を飲め、肉は控えろ、塩分は摂るななど、あれやこれやと命令するのです。これはやはりおかしいといわざるをえません。

　医療の目的は、検査数値を整えることではなく、患者さんが快適な状態で毎日を送れるようにしてあげることです。患者さんの側も、医師は任せておけば健康で長生きさせてくれる偉い人ではなく、自分の人生を楽しむため、自己決定を手助けしてくれる人と認識を変えることが必要です。

　こういったことが、まさに健康のための勉強だと思います。

元気でニコニコしている〝健人〟はみな〝賢人〟

　エビデンスもないのに丸ごと信じるのは、科学的な態度ではなく信仰でしょう。私は、試してみないと答えが出ないのが科学であり、試す前から答えが出ていると考えるのは、宗教あるいは信仰だと考えています。

医師がそんな医薬信仰にのめり込んでいるのが日本の医療の現状なので、自分の体は自分で守るしかありません。薬をやめるという判断もその一つです。

もっとも、自分の判断で、急にやめてはいけない薬もたしかにあります。一部の抗うつ剤、β遮断薬という種類の降圧剤などは、やめるときは徐々に減らしていくのが鉄則とされています。そのほか、一部の病気では、薬を急にやめてはいけないとされています。でも、意外にそういう薬は少ないものです。やめても飲む前に戻るだけです。

こうした薬でなければ、服用をやめても急に症状が悪化することは案外少ないので、自分がどんな薬を飲んでいるか、あらかじめ知っておくことが重要です。そして、医師に薬をやめたいことを相談するときは、医師は命令権者ではなく、自己決定を手助けしてくれる人であることを思い起こしてください。

ただ、前述の「m3.com」に対する医師たちの反応を見るかぎり、薬をやめさせてくれる医師は圧倒的に少数派です。薬をやめるのは、自己決定でやるしかありません。リスクを減らしたいなら、ネットなどで情報を得るのが得策です。

現代は、賢くなくては健康を得ることができません。荒っぽくいえば、病気にかかる人が減ると、治療することで収入を得ている医師は損をします。そんな資本主義の論理が働くので、一般の医師は栄養学を学んでまで健康な人を増やそうというモチベーションがなかなか湧いてこないのでしょう。

健康も長生きも、医師のおかげなのではないとわかるおもしろい例があります。健康長寿県といわれる長野県の話です。

長野県は、国民健康保険組合（国保）が直営する医療機関が充実しているのが特徴です。国保直営の病院が多いとどうなるかというと、保健師や住民の組織が活発に働いて、健康教室など病気の予防活動に力を注いでいます。結果として、地域全体の病気にかかる人が減り、病院としての収入は減るのですが、国保の組合としては支出が減るので望ましいことになります。

歳をとっても元気でニコニコしている〝健人〟は、例外なく〝賢人〟です。**健康も長**

生きも、医師は与えてくれないことに「頭がいい人」は気がついているでしょう。

一方で、どうせ死ぬんやから楽しまな損、みたいな開き直りも、まったくの「頭が悪い人」にはできません。人生における優先順位や、楽しみ方を考えて自己決定できるのなら、やはり〝賢人〟だといえると思います。

イラスト——しりあがり寿
編集協力——五反田制作所
月岡廣吉郎

PHP新書
PHP INTERFACE
https://www.php.co.jp/

和田秀樹［わだ・ひでき］
1960年、大阪府生まれ。東京大学医学部卒業。精神科医。東京大学医学部附属病院精神神経科助手、米国カール・メニンガー精神医学校国際フェローを経て、現在、ルネクリニック東京院院長。高齢者専門の精神科医として、35年近くにわたり高齢者医療の現場に携わっている。
主な著書に、『80歳の壁』『ぼけの壁』（以上、幻冬舎新書）、『不老脳』（新潮新書）、『70歳が老化の分かれ道』（詩想社新書）、『老いの品格』（PHP新書）、『［新版］「がまん」するから老化する』（PHP文庫）などがある。

頭がいい人、悪い人の健康法

（PHP新書1360）

二〇二三年七月二十八日 第一版第一刷

著者――和田秀樹
発行者――永田貴之
発行所――株式会社PHP研究所
東京本部――〒135-8137 江東区豊洲5-6-52
ビジネス・教養出版部 ☎03-3520-9615（編集）
普及部 ☎03-3520-9630（販売）
京都本部――〒601-8411 京都市南区西九条北ノ内町11
組版――月岡廣吉郎
装幀者――芦澤泰偉＋明石すみれ
印刷所／製本所――図書印刷株式会社

©Wada Hideki 2023 Printed in Japan
ISBN978-4-569-85510-3
※本書の無断複製（コピー・スキャン・デジタル化等）は著作権法で認められた場合を除き、禁じられています。また、本書を代行業者等に依頼してスキャンやデジタル化することは、いかなる場合でも認められておりません。
※落丁・乱丁本の場合は弊社制作管理部（☎03-3520-9626）へご連絡ください。送料は弊社負担にて、お取り替えいたします。

ＰＨＰ新書刊行にあたって

「繁栄を通じて平和と幸福を」（PEACE and HAPPINESS through PROSPERITY）の願いのもと、ＰＨＰ研究所が創設されて今年で五十周年を迎えます。その歩みは、日本人が先の戦争を乗り越え、並々ならぬ努力を続けて、今日の繁栄を築き上げてきた軌跡に重なります。

しかし、平和で豊かな生活を手にした現在、多くの日本人は、自分が何のために生きているのか、どのように生きていきたいのかを、見失いつつあるように思われます。そして、その間にも、日本国内や世界のみならず地球規模での大きな変化が日々生起し、解決すべき問題となって私たちのもとに押し寄せてきます。

このような時代に人生の確かな価値を見出し、生きる喜びに満ちあふれた社会を実現するために、いま何が求められているのでしょうか。それは、先達が培ってきた知恵を紡ぎ直すこと、その上で自分たち一人一人がおかれた現実と進むべき未来について丹念に考えていくこと以外にはありません。

その営みは、単なる知識に終わらない深い思索へ、そしてよく生きるための哲学への旅でもあります。弊所が創設五十周年を迎えましたのを機に、ＰＨＰ新書を創刊し、この新たな旅を読者と共に歩んでいきたいと思っています。多くの読者の共感と支援を心よりお願いいたします。

一九九六年十月

ＰＨＰ研究所